Bill Sardi

Triumph der Natur mit Hyaluron
Der neue Jungbrunnen für Gelenke, Haut und Gesundheit

Für immer jung und schön von innen.
Die Kraft des körpereigenen Hyalurons

Dieser Ratgeber ist nicht als medizinischer Ratgeber gedacht. Er dient nur zur Information und für die Weiter- und Ausbildung. Bitte konsultieren Sie einen Therapeuten Ihres Vertrauens, wenn dafür eine Notwendigkeit besteht.

Bill Sardi

Food for Health
Publishing & Media B.V.

© 2010 Copyright Bill Sardi

1. Auflage 2010

Herausgeber der deutschen Ausgabe:
© 2010 Food for Health Publishing & Media BV
Postbus 3054, NL - 6460 HB Kerkrade

Unverbindliche Preisempfehlung: € 29,95
ISBN/EAN-Nr. 978-90-78057-18-5

Inhalt

HA von A-Z Hyaluronsäure, verschiedene Gewebearten und Erkrankungen des Körpers **115**

Vorwort

Liebe Leserin, lieber Leser,
meine Philosophie bezüglich natürlicher Gesundheits-Mittel
kann man in einem Satz ausdrücken:

„Das Ganze ist mehr als die Summe der Teile.“

Von Anfang an habe ich die Forschung zu BioCell Kollagen
Typ II aufmerksam verfolgt, denn mir war klar, dass „Glucosamin & Co." nur ein Teil im Puzzle der Gelenk-Nährstoffe ist, die
die Natur für uns vorsieht.

Gehen Sie mit Gelenkschmerzen zum Arzt, bekommen Sie
Schmerzmittel verschrieben, die Ihren Schmerz betäuben.

Oft lösen diese Nebenwirkungen aus. Gegen diese verschreibt
Ihr Arzt einen neuen Chemie-Bomber. Dieser verursacht wieder
Nebenwirkungen. Und so weiter ...

Jetzt kommt sogar heraus, dass harte Chemie-Bomber Alzheimer auslösen können.

Neuigkeiten wie diese machen mich absolut wütend. Besonders weil Menschen, die an Gelenkschmerzen leiden, nicht ge-
sagt wird, dass natürliche Alternativen genauso wirksam sind
wie Medikamente.

12 Jahre lang untersuchten Wissenschaftler 2.736 demenzfreie
Menschen. Die Gruppe, die harte Chemie-Bomber gegen Gelenkschmerzen erhielt, erkrankte 57% mehr an Alzheimer.

Warum wird der medizinische Durchbruch aus der Natur tot-
geschwiegen?

Der einfache Grund: Er gefährdet das Milliardengeschäft mit der Krankheit.

Die gute Nachricht! Die Apotheke von Mutter Natur hilft, selbst wenn „Glucosamin & Co." versagen.

BioCell Kollagen Typ II® wurde an Menschen mit verschiedenen Schmerzsyndromen getestet. Die untersuchten Schmerzzustände waren:

• Rheumatoide Arthritisschmerzen

• Arthrose-Gelenkschmerzen

• Postoperative Gelenkschmerzen

• Posttraumatische Schmerzen

• Fibrositis

• Gicht-Arthritis

• Lumbosakralschmerzen

• Zervikale Wirbelsäulenschmerzen

Die Studie ergab, dass 89,9% der Probanden innerhalb der 45-tägigen Anwendung von Kollagen Typ II Schmerzlinderung erfuhren. Viele dieser schmerzgeplagten Probanden hatten zuvor langfristig pharmazeutische Behandlungsprogramme mit beschränktem Erfolg durchgeführt.

Erfahren Sie in diesem Buch, warum BioCell Kollagen Typ II® ein Paradebeispiel ist für „Das Ganze ist mehr als die Summe der Teile."

Erfahren Sie alles, warum es wirkt und warum es ein Wunder nicht nur für die Gelenke, sondern auch für schöne Haut und vieles mehr ist.

Dr. Reinhard Hittich,
Biochemiker

PS: Und behalten Sie nach dem Lesen Ihr Wissen nicht für sich. Geben Sie es weiter an die vielen unnötig schmerzgeplagten Menschen, von denen Sie sicher einige kennen.

Wurde Altern in den 70ern rückgängig gemacht?

Die meisten Leute, die man nach einem langen Leben fragt, antworten in der Tat, dass sie sich ein solches wünschen. Jedoch bevorzugen sie Qualität gegenüber Quantität. Es ist eine Herausforderung, im Alter gesund zu bleiben. Weitaus schwieriger zu erreichen ist aber das, was sich viele eigentlich wünschen: Jugend. Es besteht kein Zweifel daran, dass unser jugendliches Auftreten den Eindruck körperlicher Gesundheit vermittelt. Aber was genau lässt uns „jung" erscheinen?

Was ist, wenn Falten, knarrende Gelenke, der getrübte Blick und Gedächtnisschwund bereits aufgetaucht sind? Was dann? Kann das Auftreten dieser Altersbeschwerden tatsächlich rückgängig gemacht werden?

Die Antwort auf die oben genannte Frage lautet folgendermaßen: Einige Menschen haben durchaus einen Weg entdeckt, sich eine junge Erscheinung zu erhalten. Es ist ihnen sogar gelungen, die sichtbaren Anzeichen des Alters rückgängig zu machen, indem sie herausfanden, wie man auf natürliche Weise einen im Körper vorkommenden Stoff, namens Hyaluronsäure, produziert.

Wahrscheinlich haben sie noch nie etwas von Hyaluronsäure gehört. Die gelartige Substanz ist als Schmiermittel und Stoßabsorber in Haut, Haaren, Augen und Gelenken reichlich vorhanden. Stellen Sie sich farblosen Wackelpudding vor. So sieht HA – oder Hyaluronsäure – aus.

> HA ist eine gelartige Substanz, die als Schmiermittel und Stoßabsorber in Haut, Haaren, Augen und Gelenken reichlich vorhanden ist.

Wenn ein Hautarzt Glykolsäure für ein Gesichtspeeling anwendet, regt dies die Fibroblasten zur Produktion von mehr HA an, was den Schaden, den die Säure angerichtet hat, wiedergutmacht. Bei Ihnen macht sich dies durch eine weichere Gesichtshaut bemerkbar.[1]

Wenn Sie sich ihre Fingerspitze genau auf der Kuppe schneiden, werden Sie feststellen, dass diese perfekt heilt, ohne dass eine Narbe Ihren einzigartigen Fingerabdruck unterbricht. Sie können Ihren Finger wieder und wieder schneiden, es wird keine Narbe entstehen. Das ist dadurch bedingt, dass Fingerspitzen viele Fibroblasten haben, welche HA produzieren. Eine Wunde, die man mit großen Mengen Hyaluronsäure versorgt, vernarbt nicht. Die Gesichtshaut ist gefüllt mit HA. Deshalb tragen Männer von den kleinen Schnitten beim Rasieren auch keine Narben davon.

Wenn Frauen Östrogen produzieren, sendet dies ebenfalls an die Fibroblasten das Signal, mehr HA bereitzustellen. Daher besitzen junge Schwangere hohe Hormonkonzentrationen sowie auffallend dichtes Haar, weiche Haut und flexible Gelenke. Durch die Veränderungen des Lebens und sinkende Östrogenproduktion in den Eierstöcken, scheinen Frauen schneller zu altern sowie ihr dickes Haar und die schimmernde Haut zu verlieren.

Fragen Sie sich auch, weshalb junge Frauen so viel beweglicher als junge Männer sind? Sie haben mehr HA zur Schmierung und Dämpfung in ihren Gelenken. Einige Frauen sind Schlangenmenschen und können sich problemlos in die Lotusstellung setzen, während Männer, die weniger Hyaluronsäure aufweisen, sich nicht in solche Positionen begeben können.

Sehr junge Babys weisen ebenfalls große Mengen an HA in ihren Gelenken auf (oft als Babyspeck bezeichnet). Dies polstert sie bei den ersten Gehversuchen und sorgt dafür, dass aus den vielen Kratzern und Schrammen keine Narben entstehen.

Trotzdem, letztendlich holt uns die Zeit ein. Wir können weder unser Alter vollständig mit Make-up verstecken, noch kann die plastische Chirurgie die weiche Haut unserer Jugend zurückbringen. Die Fibroblasten im Körper stellen nicht mehr soviel HA wie früher, als wir noch jünger waren, her: Das Alter wird an unserem ganzen Körper sichtbar.

Sonnenstrahlen, die in die Augen eindringen, lassen diese wässrig – wie Wackelpudding im Kühlschrank – werden, indem sie HA abbauen. Außerdem verlieren sie an Größe, wodurch sich unser Brennpunkt verschiebt und wir ab dem 40. Lebensjahr bald Lesebrillen benötigen.

Solare UV-Strahlung dringt zudem in die Haut ein, wo sie Hyaluronsäure zersetzt. Bald schrumpft die Haut zu feinen Falten zusammen und wird auf den Körperteilen, die der Sonne ausgesetzt sind, runzlig. Der Chirurg kann zwar hängende Haut liften, jedoch nicht die feinen Fältchen um die Augen entfernen.

Im Seniorenalter beginnen die Gelenke dann vom Verschleiß zu schmerzen. Der Gelenkspalt, früher mit dämpfender HA gefüllt, verengt sich; die Knochen fangen an, aneinander zu reiben. Dies kann eventuell zu einem benötigten Gelenkersatz führen.

Die Haarschäfte werden dünner und das Haar beginnt auszufallen, da es die Feuchtigkeit der Jugend verliert.

Mit wachsendem Alter schrumpft das Gehirn ebenfalls. Auch hierfür wird der Hyaluronsäureverlust als Grund angenommen.

Menschen verlieren in der Zeit um das 80. Lebensjahr ca. 2,5 cm an Größe, ebenfalls durch den schrittweisen HA-Schwund.

Da haben Sie es – der Verlust der Hyaluronsäure ist verantwortlich für die sichtbaren Anzeichen, die wir als Alterung bezeichnen.

Gibt es einen Weg, Ihren Körper zur HA-Produktion zu bringen, wie er es in jungen Jahren tat? Die Antwort lautet: ja.

Hyaluronsäure wurde übersehen

Manchmal bleiben große medizinische Entdeckungen unbeachtet; die Zeit vergeht und sie werden nie in die tägliche Praxis der modernen Medizin aufgenommen. So der Fall von Dr. Lester Morrison und seinen Untersuchungen, die er 30 Jahre lang betrieben hat. Dr. Morrison, ein kalifornischer Arzt, berichtet von Fallbeispielen: Die Patienten nahmen orale Chondroitinsulfat-Präparate, eine Vorstufe von Hyaluronsäure, ein. Hier sind drei davon.

1. Ein 77-jähriger pensionierter Universitätsprofessor wurde 1958 untersucht. Er hatte sich von einem vorausgegangenen Herzinfarkt erholt und zeigte Gefäßverkalkung, hohen Blutdruck, eine vergrößerte Prostata, allgemeine Schwäche, Herzklopfen, Herzrhytmusstörungen, kalte Extremitäten, Unruhe und Schlafstörungen. Sein Blutdruck lag bei 160/100. Ihm wurden 10.000 mg Chondroitinsulfat täglich verschrieben. Nach drei Monaten wurde die Dosis auf 3.000 mg und schließlich auf 1.500 mg verringert. Er nahm drei Medikamente, inklusive Digitalis und Nahrungsergänzungsmitteln, ein.

Binnen drei Monaten, in denen er Chondroitinsulfat nahm, sagte der Patient er „fühlt sich wunderbar." Seine Müdigkeit, Nervosität und Debilität waren verschwunden. Der unregelmäßige Herzschlag konnte ebenfalls nicht mehr festgestellt werden. Sein Haar fing erneut an zu wachsen: Dieses wuchs wieder schwarz nach und ersetzte das alte weiße. Seine Prostata bereitete ihm keine Probleme mehr und die häufigen Wege zur Toilette hatten ebenfalls ein Ende. Die geplante Prostataentfernung wurde abgesagt. Der Urologe sagte, plötzlich sei eine „spürbare Verbesserung" seines Zustandes eingetreten. Sein Bedarf an Medikamenten sank. Es gab keine Nebenwirkungen.[2]

2. Eine 58 Jahre alte Sekretärin wurde 1955 untersucht. Ihr Herz war vergrößert, sie litt an Schilddrüsenunterfunktion, Arthritis im Rücken, hohem Cholesterinspiegel, Brustschmerzen, Herzklopfen, Nervosität, Hitzewallungen mit geschwollenen Gelenken sowie geschwollener Haut um die Augen. Sie nahm Schilddrüsenhormone, Nitroglycerin (ein Beruhigungsmittel), Presomen (Östrogen) und viele andere Medikamente und Vitamine. Dr. Morrison ordnete 10.000 mg Chondroitinsulfat an, was nach 5 Monaten auf 2.000 mg und letztendlich auf 1.500 mg pro Tag gesenkt wurde. Durch Chondroitinsulfat erlebte sie das erste Mal wieder ein Nachlassen der Brustschmerzen (Angina Pectoris). Innerhalb eines Jahres nahm die Patientin ihre Arbeit wieder auf und plante, aufgrund ihres guten Gesundheitszustandes, nach Europa zu ziehen.[2]

3. Ein 68-jähriger Rentner wurde 1965 das erste mal untersucht. Er hatte 1949 einen Herzinfarkt erlebt, besaß nun hohen Blutdruck, verkalkte Gefäße, eine Sehschwäche und litt an Erschöpfung, Schwindelgefühlen, Ohnmachtsanfällen sowie zahlreichen kleineren Schlaganfällen. Außerdem konnte er ohne Hilfe weder stehen noch laufen. Ihm waren blutdrucksenkende Medikamente, Tranquilizer sowie andere Beruhigungsmittel und Vitamine verschrieben worden. Nach zwei Monaten Einnahme von 10.000 mg Chondroitinsulfat wurde eine „bemerkenswerte und dramatische Verbesserung" festgestellt. Alle „Blackouts" und Ohnmachtsanfälle verschwanden. Die Benommenheit durch die vorherigen Gehirnvorfälle ging ebenfalls verloren.

Sehkraft, Gedächtnis, Gang, Stärke und Vitalität verbesserten sich auffallend. Er begann, jeden Tag sechs Meilen zu gehen. Nachdem er 15 Jahre zuvor eine Glatze bekommen hatte, wurde nun neuer Haarwuchs festgestellt. Neues schwarzes Haar wurde beobachtet.[2]

Diese Fälle von *„Alterungs-Umkehr-Therapie"* wurden vor ungefähr 30 Jahren von Dr. Lester Morrison dokumentiert. Sie hören in diesem Buch wahrscheinlich das erste Mal davon. Bestimmt werden Sie von Wachstumshormonen eher als von Hyaluronsäure und seinem Vorgänger Chondroitinsulfat gehört haben. Die moderne Medizin ignorierte Dr. Morrisons Entdeckung komplett.

Das Dorf Yuzurihara

Dr. Morrisons Berichte klingen ähnlich wie eine *ABC* Fernsehreportage, die Ende 2000 ausgestrahlt wurde. Die *ABC* Nachrichten *Prime Time Live* richteten ihre Kameras auf das Dorf Yuzurihara in Japan, ungefähr 1 1/2 Stunden nördlich von Tokio. Sie zeigten Menschen, die die Zeit anhalten konnten.

Wie zum Beispiel Hiroshi Sakamoto, der jeden Morgen aufwacht und seine Felder vier oder fünf Stunden pro Tag bearbeitet; mit 86 Jahren. Sakamoto, der täglich eine Packung Zigaretten raucht, unterscheidet sich nicht von den restlichen Bewohnern des Dorfes. Tadanao Takahashi, 93 Jahre alt, hat weiche und glatte Haut, obwohl sie nun seit über 50 Jahren ohne Sonnenblocker im Freien gearbeitet hat. Sie hat die Haut eines Babys.

Yuzurihara, das *„Dorf des langen Lebens"* hat 10 mal mehr Einwohner über 85 als irgendeine Stadt der USA. Seine Bewohner leben länger als die aus über 900 anderen japanischen Städten und Dörfern, die von der WHO überwacht werden.

Die *ABC* Nachrichten kamen nach Yuzurihara, um das Geheimnis gegen Alterung aufzudecken. Dr. Toyosuke Komori, der ansässige Doktor, untersucht die Bewohner seit 60 Jahren. Er bemerkte, dass es in Yuzurihara noch nie einen Fall von Hautkrebs gab und Frauen in den Neunzigern makellose Haut haben. Wenige Leute entwickelten altersbedingte Gesundheitsprobleme wie Diabetes, Herzkrankheiten oder Krebs. Dr. Komori schreibt die Langlebigkeit und gute Gesundheit der Einwohner von Yuzurihara der Hyaluronsäure zu.[3]

Was? Hyaluronsäure? Nie gehört!

Viele Menschen haben noch nie von Hyaluronsäure gehört, nicht einmal die Leute, die in Yuzurihara leben. Die Ernährung dort unterscheidet sich von anderen Teilen Japans. In fast ganz Japan steht Reis im Mittelpunkt der täglichen Kost. Da Yuzurihara aber an einem Gebirgshang liegt, kann Reis nur schwer angebaut werden. Die Leute essen klebriges Gemüse, besonders ein gallertartiges, einer Süßkartoffel ähnliches, Wurzelgemüse, das sich *Tamaji* nennt.

Die Journalisten dachten, es wäre das klebrige Gemüse, welches für die Jugendlichkeit der Dorfbewohner von Yuzurihara verantwortlich wäre. Die Kartoffeln waren eigentlich jedoch nur die kleinen, die in den Läden nicht verkauft worden waren. Deshalb haben die Leute in Yuzurihara, die ihr eigenes Gemüse anbauen, sie behalten und Misopaste hinzugefügt, um *Tamaji* zu machen. Das Geheimnis ihrer Jugendlichkeit lag in der Paste, nicht in den Kartoffeln.

Misopaste sind fermentierte Sojabohnen. Die Menge östrogenähnlicher Stoffe ist in fermentierten Sojaquellen wie Miso oder Tofu größer, als die anderer unfermentierter Quellen wie Milch oder Cerealien.[4]

Die Fermentationszeit ist wichtig, um die östrogenartigen Moleküle aus dem Soja zu extrahieren.[5] Fermentiertes Soja ist weitaus gesünder als unfermentiertes.[6]

> Hyaluronsäure sind eigentlich zwei Moleküle, die sich an der Hand fassen: Glukosamin und Glucoronsäure.

Es ist der tägliche Konsum der schwach östrogenartigen Moleküle (ungefähr 1/1000 der Stärke natürlichen Östrogens) des fermentierten Sojas (in diesem Fall Misopaste und Tofu), von dem man annimmt, dass er die Fibroblasten des menschlichen Körpers zur Produktion von Hyaluronsäure anregt.

Einer der ersten Beweise dafür stammt aus dem Jahre 1970, als Forscher berichteten, dass Östrogen in der Haut von älteren Mäusen Hyaluronsäure stimulierte.[7] Spätere Experimente bestätigten diese erste Entdeckung.[8] Östrogen-Therapien, die Millionen Frauen mit Beginn der Wechseljahre verschrieben werden, erhöhen die Dicke und Feuchtigkeit der Haut durch die Eigenschaft, die HA-Herstellung anzuregen.[9] Östrogenartige Moleküle aus Soja haben sich ebenfalls als HA-fördernd erwiesen.[10]

Glukosamin setzt man häufig als Nahrungsergänzung bei Arthritis ein. Glukosamin regt die Produktion von Hyaluronsäure, der stoßdämpfenden, schmierenden Flüssigkeit im Gelenkspalt, leicht an.[11] Doch es braucht oft Wochen, bevor eine – meist nur geringe – Linderung der arthritischen Beschwerden eintritt.[12]

Wie wäre es, Hyaluronsäure selbst als Nahrungsergänzung einzunehmen? Theoretisch könnte HA-Konsum die Herstellung weiterer HA auslösen. Gibt man Hyaluronsäure im Labor zu Zellen aus dem Tränenkanal des menschlichen Auges dazu, stimuliert dies die Produktion zusätzlicher Hyaluronsäure.[13] Verabreicht man den Fibroblasten der Gelenke HA, wird ebenfalls die Erzeugung von mehr HA veranlasst.[14]

Das Problem besteht darin, dass den meisten Ärzten erzählt wurde, ein so großes Molekül könne nicht gut absorbiert werden. Also injizieren sie Hyaluronsäure in Gelenke und Gesichtshaut. Die Öffentlichkeit aber erfährt, wie man die HA-Produktion von innen anregen kann.

Orale HA-Präparate, besonders die mit geringer Molekülmasse, wurden unter Testbedingungen jedoch absorbiert und zeigten bei Menschen eine Anregung der HA-Herstellung. Leute, die von oralen HA-Präparaten gehört haben, sind ihrem Arzt meist einen Schritt voraus. Wenn die Welt entdeckt, wie bemerkenswert diese Medikamente sind, wird es nicht genug HA-Pillen geben können.

Es gibt auch herbale Produkte, die HA stimulieren. Zum Beispiel *Echinacea* (Purpur-Sonnenhut), eine Heilpflanze, die oft zur Stimulation des Immunsystems eingenommen wird: Sie ist bekannt dafür, Gewebe zu reparieren und Entzündungen in Wunden vorzubeugen. Dies kommt von der Fähigkeit, Hyaluronidase, das Enzym, welches HA abbaut, zu blockieren.[15]

Echinacea regt auch die Fibroblasten an, Zellen die sich rasch in Wunden verbreiten und große Mengen Kollagen abgegeben. Da *Echinacea* die Fibroblasten zur Produktion zusätzlicher HA anregt, wird die Ausbreitung von Infektionen im Gewebe um die Wunde herum verringert.[16]

Rosskastanie stellt ein weiteres pflanzliches Produkt dar, oft für die Behandlung von Krampfadern benutzt.[17] Es funktioniert, indem die Herstellung von Hyaluronidase, welche HA zersetzt, blockiert wird. Alle Bioflavonoide, die in Teeblättern, Zitronenschale, der Haut von Beeren, Kirschen und Trauben vorkommen, sind in der Lage, Eisen und Kupfer zu binden und somit Hyaluronidase zu hemmen.

Das Chondroitinsulfat, welches in den 70ern von Dr. Lester Morrison verschrieben wurden, hilft, die Produktion von Hyaluronsäure anzuregen. Es ist kein Wunder, dass Dr. Morrisons Patienten eine erstaunliche Umkehr der Alterung meldeten.

Mit der Zeit jedoch, vergaß man seine Entdeckung. Später wurde sie lediglich bei Patienten mit Herzkrankheiten als nützlich eingestuft. Die Effekte gegen Alterung wurden komplett ignoriert. Dr. Morrisons medizinische Institution ging auf keine Art und Weise auf seine Errungenschaften ein.

Fälschlicherweise lehnen Ärzte orale HA-Präparate als kaum absorbierbar ab. Patienten mit Arthritis nutzen also weiter die möglicherweise gefährlichen Schmerzmittel, wie zum Beispiel COX-2-Hemmer, die zum verfrühten Ableben Tausender führten.

Langsam aber beginnt die Wissenschaft die Geheimnisse der jugendlich aussehenden Menschen, die in Yuzurihara in Japan leben, zu verstehen. Sie haben einen Weg gefunden, HA das ganze Leben über zu erhalten. Sie können das auch.

Seit diesen Berichten wurden Hyaluronsäure-Nahrungsergänzungsmittel in den USA weit vermarktet. Tierärzte verabreichen HA Rennpferden und Hunden mit Arthritis. Einige der Meldungen von Anwendern sind einfach nur verblüffend.

Eine 43-jährige Frau in Clarkston, Georgia, berichtet, dass innerhalb von Wochen die Falten in ihrem Gesicht abnahmen und dieses insgesamt jünger aussah. Erstaunlicherweise konnte sie nun das Kleingedruckte im Telefonbuch ohne Brille lesen.

Ein Mann in den 50ern, der an chronischen Kniebeschwerden litt, hatte so viel Knorpel verloren, dass die Schulter auf der Seite des kranken Knies ungefähr 2,5 cm tiefer war und er permanent eine Knieorthese trug. In den 5 Wochen der Hyaluronsäure-Einnahme, hatte er die Orthese abgelegt und konnte sogar wieder laufen und joggen.

Ein 14 Jahre alter Hund mit einem schmerzenden, arthritischen Knie, konnte die Stufen zu seiner Schlafstelle im zweiten Stock nicht mehr steigen, weshalb man ihn tragen musste. Ihm wurde vom Tierarzt ein Schmerzmittel verschrieben. Jeden Morgen bekam er Hyaluronsäure verabreicht, welche er von den Fingern seines Herrchens ablecken musste. Er begann wieder spielerischer zu werden, verfolgte Spielzeuge und rannte innerhalb von Wochen wieder die Stufen hinauf. Schmerzmittel waren nicht mehr nötig. (Anmerkung: Dies ist der Hund des Autors.)

Eine weitere Frau in den frühen 50ern begann, Hyaluronsäure/Chondroitinsulfat zu nehmen, um zu sehen, ob es ihrer Haut helfen kann. Sie bemerkte, wie die feinen Falten in ihrem Gesicht verschwanden. Jedoch gab es noch weitere Vorteile. Sie litt vorher an Hitzewallungen und nächtlichem Schwitzen. Diese verschwanden mit dem Einsatz des Präparats.

Eine Frau in Ohio erzählt, dass sie vier Monate lang Hyaluronsäure-Präparate einnahm und dabei bemerkte, wie die Feuchtigkeit ihrer Haut stieg. Jedoch half ihr HA auch, dichteres Haar zu bekommen. Sie hatte mit dünner werdendem Haar gekämpft. Es war so dünn geworden, dass man ihre Kopfhaut sehen konnte. Ihr Friseur bemerkte einen gewaltigen Rückgang ihres Haarausfalls nur drei Monate, nachdem sie die orale HA-Therapie begonnen hatte.

Ein Paar in Texas hörte eine Radiowerbung über HA und entschied sich, es einmal auszuprobieren. Sie schreiben, dass andere auf sie zukamen um nachzufragen, was sie denn tun würden, um so jung und gesund auszusehen. Der Ehemann schreibt *„Ich komme nicht über den äußeren Wandel meiner Frau hinweg. Meine Ehefrau ist 49 Jahre alt und sieht besser aus als viele Frauen, die 10 oder 15 Jahre jünger sind. Ihre und auch meine Haut ist jetzt sehr glatt und fühlt sich weich an."* Er bemerkt, dass Frauen auf der Arbeit spontan auf ihn zukamen, um sich nach den Veränderungen seines Hautgewebes zu erkundigen. Er schreibt: *„Die Falten in unserem Gesicht sind allesamt verschwunden, es strahlt nun Gesundheit aus. Das gleiche gilt auch für den Rest unserer Körper."*

Was ist Hyaluronsäure und Chondroitinsulfat? Wie tragen diese Moleküle zum Altern bei? Steht die Menschheit an der Schwelle einer großen Entdeckung?

Bibliographie

[1] Dermatological Surgery. 2001, 27, S. 429-33.

[2] Morrison, L.M.; Schjeide, O.A.; Charles, C.T.: Coronary Heart Disease and the Mucopolysaccharides (glycosaminoglycans). 1974, Springfield, Ill.

[3] ABC News Nov. 2. 2000.

[4] Food Chemistry Toxicology,1996, 34, S. 457-461.

[5] Hiroshima Journal Medical Science, 2001, Jg. 50, S. 83-86.

[6] Gynecological Oncology, 2005, Jg. 100, S. 205-209.

[7] Steroids, 1970, Jg.16, S. 1-3.

[8] Biochim Biophys Acta, 1980, 627, S.199-206.

[9] Therapie, 1996, 51, S. 67-70.

[10] Skin Pharmacology. In: Applied Skin Physiology, 2002, Jg.15, S. 175-183.

[11] Medical Hypotheses, 1998, 50, S. 507-510.

[12] Rheumatology International, 1987, 7, S. 113-12.

[13] Experimental Eye Research, 1987, 45, S.169-177.

[14] Rheumatology International, 1987, 7, S. 113-12.

[15] Farmaco, 1993, 48, S. 1447-1461.

[16] Brodsky J.: Echinacea. In: Continuing Education Module, Feb. 1999, New Hope Institute.

[17] The Lancet, 1996, 347, S. 292-294. Archives Dermatology, 1998, 134, S. 1356-1360. BMC Cardiovascular Disorders, 2001, 1, S. 5.

Altern: Was ist das?

Wie wissen wir, dass jemand alt wird? Welche sichtbaren Anzeichen sagen uns, dass jemand alt ist?

Britische Forscher haben eine Studie durchgeführt, um herauszufinden, welches die verräterischsten Anzeichen des Alters sind. Am verbreitetsten waren ergrauendes Haar, Kahlheit und runzlig werdende Haut. Arcus senilis, eine Cholesterinablagerung im Augeninneren, sichtbar als ein weißlicher Ring am Außenrand der Iris, ist ein weiteres Anzeichen von Alterung.

Britische Forscher berichten, dass Männer, die älter aussehen, als sie eigentlich sind, hohe Hämoglobin-Spiegel aufweisen. Frauen, die Älter aussehen, als sie tatsächlich sind, hatten unterdurchschnittliche Mengen von Bilirubin im Blut – dieses entsteht beim Abbau roter Blutkörperchen. Hämoglobin bindet Eisen, während Bilirubin beim Abbau roter Blutkörperchen, bei dem Eisen frei wird, entsteht. (Über den Zusammenhang von Eisen und Alterung werden Sie später mehr erfahren.) Daher zeigen diese Bluttests, dass Eisen ein Hauptfaktor für verfrühte, sichtbare Alterung ist. Alkohol brachte man mit keinerlei Altersanzeichen in Verbindung. Rauchen führt gewöhnlich zu Faltenbildung im Gesicht.[1]

Die häufigsten Anzeichen von Alterung sind kahl und grau werdendes Haar, runzlige Haut, steife Gelenke, der Bedarf einer Brille und Gewichtsverlust.

Schlaffes Gesichtsgewebe verrät den Alterungsprozess. Zwischen 25 und 65 Jahren sinkt die Nase um ca. 10%, die Spitze bewegt sich um 0,64 cm abwärts. Augenbrauen können 0,85 cm, die

Ohren geringfügig mehr und das Wangengewebe sogar 1,27 cm sinken. Insgesamt senken sich mehr als 30% des Gesichtsbereiches eines Menschen von der Mittellinie in untere Gebiete ab. Augenfältchen und sonnenbedingte Falten an der Schläfe sind in sonnigen Gebieten der Erde weit verbreitet.

Die häufigsten Anzeichen von Alterung sind kahl und grau werdendes Haar, runzlige Haut, steife Gelenke, der Bedarf einer Brille und Gewichtsverlust. Alle diese Zeichen werden dem Verlust von Hyaluronsäure zugeschrieben.

Wie lang wollen Sie leben?

Die meisten Menschen, denen man erzählt, sie könnten länger leben und Hundert Jahre alt werden, antworten, dass sie lieber sterben würden, als die Qualen des Alters auf sich zu nehmen. Der Leser sollte sein Verständnis von Alterung überdenken. Für die meisten Leute ist die Anzahl der Geburtstage gleichbedeutend mit der Vorstellung, alt und gebrechlich zu sein. Eine seltene Krankheit, die als Progerie bekannt ist, hilft uns ein neues Verständnis von Alterung zu geben.

Progerie ist eine Krankheit, bei der kleine Kinder alt, sehr alt erscheinen. Ihre Haut wird schlaff und faltig, das Haar fällt aus, es kommt zu Katarakten und sie leben nicht lang. Was ist die Ursache dieser Krankheit mit verfrühter Alterung? Ärzte diagnostizieren Progerie, indem sie die Hyaluronsäure-Konzentration im Urin messen. Progerie-Kinder scheiden bis zu 17 mal mehr HA als normale, gesunde Kinder aus. Die Botschaft ist verständlich. Der Hyaluronsäureverlust ist gleichbedeutend mit Alterung, nicht die Anzahl unserer Geburtstage. Wenn Sie HA verlieren, werden Sie alt aussehen; egal wann sie geboren wurden.

> Der Hyaluronsäureverlust ist gleichbedeutend mit Alterung, nicht die Anzahl unserer Geburtstage. Wenn Sie HA verlieren, werden Sie alt aussehen; egal wann sie geboren wurden.

Was ist Hyaluronsäure?

Nun werden Sie fragen, was Hyaluronsäure und sein Partner Chondroitinsulfat sind. Es sind Arten von Bindegewebe, die dem Körper Form und Substanz geben. Indem sie Salz und Wasser bindet, erweitert HA den Raum, der die Zellen umgibt (genannt Interzellularraum). HA ist der Klebstoff, der den Körper zusammenhält. Dieser besteht aus Baublöcken, die Zellen heißen. Zwischen den Zellen befindet sich Kollagen oder Bindegewebe, was manchmal als Grundsubstanz oder Mörtel des Körpers bezeichnet wird.

Gehen Sie nach Rom und sehen Sie sich eine Wand an, die von den Römern erbaut wurde. Die Ziegel sind noch in Ordnung aber der Mörtel ist heruntergekommen. Das passiert, weil er ausgetrocknet und gebrochen ist und die Ziegel nicht länger unterstützen kann. Die Wände sinken meist in der Mitte ein. Die Moral hierbei ist, dass der Mörtel einer Wand zuerst nachgibt, nicht die Ziegel. Der Mörtel entspricht Kollagen. Wenn unsere Haut faltig wird, die Gelenke versteifen und unsere Körper im Alter zu schrumpfen beginnen, verlieren wir Kollagen. Genauer: Der Mörtel trocknet aus. Da Feuchtigkeit abgegeben wird, bricht das Kollagen (Mörtel) und kann die lebenden Zellen (die Ziegel) nicht mehr halten.

Wenn man das Kollagen feucht halten könnte, würde eine Alterung, wie wir sie kennen, nicht eintreten. Sie müssen wissen, dass der erwachsene menschliche Körper zu 50-65 Prozent aus Wasser besteht, was fast 42,57 l entspricht. Ein 250 Pfund schwerer Erwachsener enthält ungefähr 175 Pfund Wasser. Der Körper eines Kindes besteht zu nahezu 75 Prozent aus Wasser, der eines 3 Tage alten Neugeborenen zu ungefähr 97%. Mit acht Monaten ist der Anteil auf 81 Prozent gesunken. Ungefähr 70% des Gehirns, 90% der Lungen, 80% des Bluts und 22% der Knochen sind Wasser. Und welches Molekül bindet das Wasser? Hyaluronsäure. Sie hält mehr Wasser als jedes andere Molekül und vergrößert ihr Volumen dabei um das bis zu 10.000-fache. Ein Gramm davon kann maximal sechs Liter Wasser binden.

Alterung bedeutet Wasserverlust

Nach Karl Meyer, dem Entdecker von Hyaluronsäure, nimmt der HA-Gehalt im Körper beim Aufwachsen und Altern ab und trägt daher zum Verlust von Wasser und der Konsistenz des Gewebes bei.[2]

Dr. Fereydoon Batmanghelidj, behauptet in seinem Buch *Your Body's Many Cries For Water (Global Health Solutions 1995)*, dass chronische Dehydrierung den Grund vieler Erkrankungen darstellt. Dazu zählen Asthma, Allergien, Arthritis, Angina, Bluthochdruck, Diabetes, Harnwegsinfektionen, prämenstruelle Krämpfe, Depressionen, Geschwüre und viele andere. Sein Vorschlag lautet, für jede zwei Pfund (ungefähr ein Kilo) Körpergewicht, täglich eine Unze Wasser zu trinken.

Eine 200 Pfund schwere Person würde pro Tag ungefähr 100 Unzen oder acht 12-Unzen Gläser trinken müssen. Viele halten sich an die einfache Praxis, ihren Wasserkonsum zu erhöhen, um eine Heilung für ihre Leiden zu finden.

Dr. Batmanghelidj, der nach einer Methode das Wasser im Körper zu halten und häufige Toilettengänge zu vermeiden sucht, empfiehlt hiermit fälschlicherweise auch einen höheren Salzkonsum. US-Bürger nehmen bereits 4.000 mg Natrium pro Tag zu sich, mehr als 3mal soviel wie in Japan, welches die höchste Lebenserwartung der Welt aufweist. Übermäßige Salzzufuhr kann zu Bluthochdruck und Knochenverdünnung führen, da dann Natrium anstatt Kalium und Kalzium absorbiert wird.

Durch die lange Liste der Krankheiten, die mit Wasser geheilt wurden, übersieht die moderne Medizin die größte von allen – die verfrühte Alterung – sowie das führende wasserbindende Molekül, Hyaluronsäure.

Die Gesamtmenge an Wasser im Körper sinkt mir steigendem Alter, bei vielen Erkrankungen tritt Dehydrierung auf.[3] Bei älteren Menschen schwindet das Durstgefühl und die Nieren können nicht mehr soviel Wasser filtern.[4] Nur 2 Prozent weniger Körpergewicht durch Dehydrierung verschlechtert die körperliche Leistungsfähigkeit.[5] In einer Studie mit sterbenden Krebspatienten, zeigte sich, dass 8 von 10 Menschen, die einen trockenen Mund beklagten, in den nächsten 2 Tagen verstarben.[6] Eine Rehydrierung der Patienten hat sich bis jetzt als nutzlos erwiesen. Die Patienten verspüren Durst, der nicht durch Wasser gestillt werden kann. Dies ist wahrscheinlich durch den Mangel an HA bedingt.

Hyaluronsäure, oder HA, wurde als Lückenfüller des Körpers bezeichnet. Es unterstützt und stellt das Gerüst für alle Gewebe dar.

HA-Vorkommen im Körper

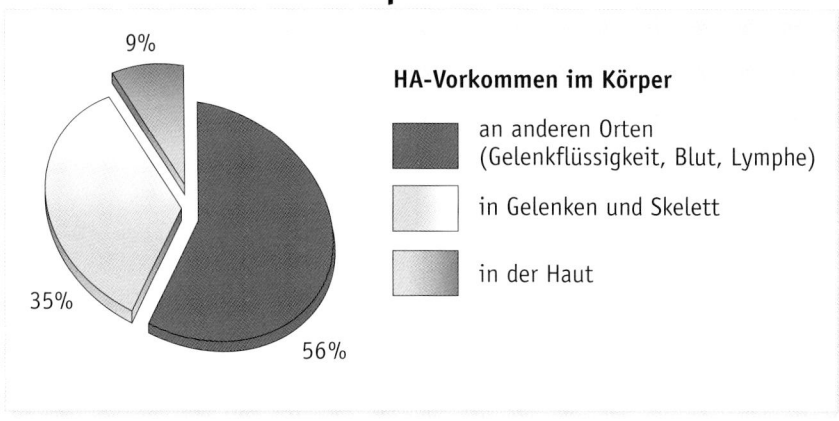

9%

35%

56%

HA-Vorkommen im Körper

■ an anderen Orten (Gelenkflüssigkeit, Blut, Lymphe)

□ in Gelenken und Skelett

▨ in der Haut

Mehr als nur Klebstoff

In der letzten Zeit haben Forscher angefangen zu begreifen, dass HA mehr als nur ein Klebstoff ist. Es spielt auch bei der Kommunikation lebender Zellen, bei der Zellwanderung, bei der Wundheilung und beim Altern eine wichtige Rolle.[7] Eine Forschergruppe nannte HA ein *„heimliches Molekül."*[8]

Es ist nicht so, dass die Welt der Wissenschaftler nichts von HA wissen würde. Von 1964 bis 2002 gab es 8803 Forschungsdokumente, die bezogen auf Hyaluronsäure veröffentlicht wurden. Es ist nur so, dass die Öffentlichkeit das erste Mal von HA erfährt. Das *Newsweek* Magazine gab eine Sonderausgabe zu Durchbrüchen bei Arthritis heraus, was HA-Injektionen in Knie, Schulter, Kiefer und andere Gelenke einschließt. Anti-Falten-Kliniken werben nun für HA-Injektionen durch Dermatologen. Seit mehr als einem Jahrzehnt, benutzen Augenchirurgen eine besondere Form von HA, um die Instrumente zu schmieren und bei Katarakt-Operationen die Form des Auges aufrecht zu erhalten. Mehr als 30 Millionen Menschen wurden mit HA behandelt. Noch mehr wenden sie in Hautcremes oder Augentropfen an. Die HA-Revolution hat begonnen!

HA = Glukosamin + Glucoronsäure

Hyaluronsäure leitet sich von dem griechischen Wort für Glaskörper (hyaloid) und Uronsäure ab. Dies kommt daher, dass Karl Meyer HA 1934 im Glaskörper des menschlichen Auges entdeckte. Dem Leser ist eine Hälfte des Moleküls – genannt Glukosaminsulfat – wahrscheinlich bekannt, da es oft als Arthritis-Heilmittel verkauft wird.

HA ist ein einfach negativ geladenes zuckerähnliches Molekül, bestehend aus abwechselnden N-Acetyl-Glukosamin- und

Glucoronsäure-Molekülen. Zusammen werden die beiden Moleküle als Disaccharid – zwei verbundene zuckerähnliche Moleküle – bezeichnet. Sie gehört zu den Glykosaminoglykanen der Kollagenmoleküle. Eigentlich jedoch ist HA ein so besonderes Molekül, dass es eine eigene Kategorie darstellen sollte. Im Gegensatz zu weiteren Kollagenarten ist es nicht mit anderen Proteinen oder Schwefel verbunden, sondern nur mit Wasser. Wachstumsfaktoren, normalerweise ausgeschüttet bei Heilungs- oder Wachstumsprozessen, und Vitamin C regen die Kollagen-, jedoch nicht die HA-Produktion in der Haut an.[9] HA ist also ein sehr ungewöhnliches Molekül.

Es sollte von Kollagen unterschieden werden. Kollagen ist ein Protein, welches als Bestandteil von Knochen, Knorpel und Bindegewebe vorkommt. Es gibt viele Kollagentypen, einige davon bezeichnet man einfach als Typ I, Typ II, etc. Die Typen I, II und III sind am reichlichsten vorhanden. Im menschlichen Körper ist das meiste Kollagen Typ I-IV. Typ I Kollagen kommt am häufigsten in Haut, Sehnen und Knochen vor, während Typ II in Knorpel, Wirbelsäule und dem Glaskörper, welcher das Auge ausfüllt, zu finden ist. Um es noch einmal zu wiederholen: HA taucht in Kollagen auf und unterstützt dieses dank der Fähigkeit, Feuchtigkeit zu behalten. Sie schützt das Kollagen vor Brüchen, Austrocknung und Abbau.

Blutkonzentrationen von HA

Warum kann man nicht einfach einen Bluttest als Grundlage nehmen und herausfinden, ob die eigene HA-Konzentration niedrig ist. Das Problem hierbei ist, dass niedrige Mengen im Blut nicht unbedingt niedrige Mengen im lebenden Gewebe bedeuten müssen. In der Tat liegen die HA-Spiegel im Blut sehr niedrig, im Bereich von Millionstel Milligramm (Nanogramm) pro Milliliter (Tropfen). Das Vorkommen im Blut muss niedrig bleiben, da sich ansonsten dessen Viskosität ändern kann. Hohe HA-Mengen würden wahrscheinlich die Viskosität erhöhen und das Blut sehr dickflüssig machen.

Lassen Sie sich nicht von den Bedeutungen hoher und niedriger Blutkonzentrationen der HA verwirren. Die Mengen im Blut können anzeigen, dass der Körper entweder mehr HA verliert oder mehr produziert. Sie eignen sich nicht zur Einschätzung von Zweckmäßigkeit oder Überschuss. Hohe Spiegel sind nicht immer wünschenswert. Bei gesunden Erwachsenen bewegen sie sich zwischen 10 und 100 Mikrogramm pro Liter. Das bedeutet, die Menge der vorkommenden HA variiert um den Faktor 10. Sowohl die Blutwerte, als auch die Menge, die im Urin ausgeschieden wird, sind bei Krankheiten wie Lebererkrankungen, rheumatoider Arthritis, Sklerodermie und verschieden Krebsarten erhöht.[10] Nach einer großen Brandverletzung steigt die HA-Konzentration im Blutplasma um das 5 bis 30-fache.[11]

Der Verlust von HA im Urin kann ebenfalls ein Marker dafür sein, wie schnell eine Person altert. Kleine Kinder, die eine Krankheit mit verfrühter Alterung entwickeln – Progerie genannt – scheiden im Urin bis zu 17 mal mehr Hyaluronsäure als normale Kinder aus.

Mit fortschreitendem Alter steigt auch der Spiegel im Blutserum, was bedeutet, dass mehr HA verloren wird. Zwischen 60 und 70 Jahren liegt der Wert bei 75 Mikrogramm pro Liter, bei 50-Jährigen dagegen bei 30-40 Mikrogramm pro Liter.

Neugeborene zeigen Werte von 695 Nanogramm (1 Millionstel eines Gramms) pro Milliliter. Im ersten Jahr aber sinkt dies wieder und bis zum 16. Lebensjahr bleibt das Verhältnis mit ungefähr 27 Nanogramm pro Milliliter relativ konstant. Danach fällt der Anteil im Blut im Zuge der Alterung langsam ab. Die

Zunahme der HA verläuft bis zum 60. Lebensjahr schrittweise, anschließend wird die Konzentration von 300 Nanogramm pro Milliliter übertroffen. Dies bedeutet schlicht, dass die Hyaluronsäure ab 60 schneller abgebaut wird.[12]

Wohin geht die HA, wenn sie einmal abgebaut ist?

Ungefähr ein Drittel der Hyaluronsäure im Körper wird auf täglicher Basis ab- und wieder aufgebaut. Nach dem Abbau gelangt diese ins Lymphsystem und legt ihren Weg durch den Blutkreislauf zurück, wo sie eventuell in die Leber gelangt, zerlegt, und schließlich über die Galle eliminiert wird.[12]

Die HA-Konzentration in der Lymphe kann sich um das 250-fache ändern.[13] In Fällen, in denen Gliedmaßen durch unzureichenden Lymphabfluss anschwellen, wurde herausgefunden, dass die HA im Glied stillsteht. Dies behindert die Lymphdrainage und ist eine Erkrankung, die sich Lymphödem nennt.[14]

Was macht HA?

OK, OK, Sie erfahren gerade, was HA ist; aber was macht sie eigentlich? Nichts leichter als das.

- Sie hält Wasser im Körper.
- Sie agiert in den Herzklappen als Schmiermittel.
- Sie ist der schwammige Stoßabsorber am Ende der Knochen.
- Sie hält die Feuchtigkeit in der Haut.
- Sie macht bis zu 80% des menschlichen Auges aus.
- Sie stellt eine Barriere gegen die Ausbreitung von Infektionen dar.

- Sie verzögert das Krebswachstum (obwohl sie in diesem Zusammenhang eine gespaltene Persönlichkeit hat).
- Sie kann narbenfreie Wundheilung gewährleisten.
- Sie hat antioxidative Eigenschaften.
- Sie entgiftet den Körper.
- Sie gibt dem Körper seine Gestalt.

Die Größe entscheidet

Die Größe, bzw. das, was man als Molekülmasse der HA bezeichnet, ist sehr wichtig. Es gibt drei HA-Größen im menschlichen Körper. In Bindegeweben und Gelenken hat Hyaluronsäure eine Molekülmasse von ungefähr 4-5 Millionen Daltons. (Ein Dalton ist ein Maß für die Masse eines Atoms, dass sich um den Atomkern bewegt. Atome sind die kleinsten Teilchen der Materie.)

HA wird im Körper in Zellen namens Fibroblasten produziert.

In der Lymphe reicht die HA von 1 bis 2 Millionen Daltons. Im Blut und Gehirnwasser liegt dies zwischen Hunderten und Tausenden.[15]

Ein HA-Molekül kann eine lange Kette bilden, die 10.000 oder mehr Zweifachzucker (Disaccharide) enthält und eine Molekülmasse von ungefähr 4 Millionen hat. Die Durchschnittslänge eines Disaccharids beträgt rund einen Nanometer oder ein Millionstel von einem Meter – bei einem Gewicht von 400 Daltons. Das ist sehr klein. Trotzdem kann es sehr viel Wasser binden, das 10.000-fache seiner eigenen Masse!!

Der menschliche Körper enthält ungefähr 14.000-16.000 Milligramm HA, wobei sich ca. 50% dieser Menge in der Haut befinden. Bemerkenswerterweise, wird täglich ein Drittel der Hyaluronsäure erneuert und ersetzt.[16] Ihr Körper verliert und ersetzt am Tag ungefähr 3.000 bis 4.000 Milligramm HA.

Wie wird sie hergestellt?

HA wird im Körper in Zellen namens Fibroblasten produziert. HA kommt in Zellen, auf der Zelloberfläche und im umliegenden Bindegewebe vor. Der Grad der HA-Synthese wird sowohl durch ein Enzym (Hyaluronansynthase), als auch durch Wachstumsfaktoren, Hormone und Nährstoffe bestimmt.[17]

Chondroitinsulfat ist ein Partner von HA. Wenn man es Nagetieren injiziert, steigen die HA-Spiegel rasch an. Binnen einer Stunde erreichen sie die 10 bis 20-fachen Werte.[18] Verschiedene Kollagene stimulieren die HA-Produktion, einschließlich Dermatansulfat, Glukosaminsulfat und Chondroitinsulfat.[19]

Über Chondroitinsulfat

- Chondroitinsulfat konzentriert sich an den Arterienwänden
- Chondroitinsulfat kann zur Behandlung bei Gefäßverkalkung eingesetzt werden
- Chondroitinsulfat verhindert Blutgerinnsel
- Chondroitinsulfat konzentriert sich an den Herzklappen
- Chondroitinsulfat senkt das Risiko eines Herzinfarkts
- Chondroitinsulfat ist ein Bestandteil der Zellmembranen
- Chondroitinsulfat senkt Oxalat-Spiegel und reduziert dadurch das Risiko von Nierensteinen
- Chondroitinsulfat hemmt Entzündungen
- Chondroitinsulfat zerstört die Membranen einiger Viren
- Chondroitinsulfat senkt den Cholesterinspiegel

(3.000 mg pro Tag = 15% Reduzierung)
- Chondroitinsulfat ist ein potentielles Antioxidationsmittel
- Chondroitinsulfat senkt den Triglyzeridspiegel
  (3.000 mg pro Tag = 27% Reduzierung)
- Chondroitinsulfat konzentriert sich in den Knochen
- Chondroitinsulfat baut Knorpel wieder auf
- Chondroitinsulfat ist hilfreich bei Arthrose
- Chondroitinsulfat wird zur Behandlung von Neuralgie benutzt

Wieviel HA wird produziert?

Kollagen und HA werden auf täglicher Basis im menschlichen Körper hergestellt. Das heißt, dass der menschliche Körper ständig runderneuert wird. Stellen Sie sich einen Töpfer vor, der seinen Ton kontinuierlich feucht halten kann und das Gefäß ständig neu formt. Die normale tägliche Produktion von Hyaluronsäure beim Menschen liegt bei ca. 3 bis 5 Gramm, 3.000 bis 5.000 Milligramm. Kollagenumsatz (altes Kollagen, das durch neues ersetzt wird), geschieht ebenfalls sehr zügig, in den meisten Gewebearten ungefähr 3 bis 5 Prozent pro Tag, in anderen 10%.[20] Der menschliche Körper unterliegt einem ständigen Formungs- und Regenerierungsprozess.

Wieviel HA wird täglich verloren?

Der größte Teil der abgebauten HA wird in einem Verhältnis von 0,3 bis 1 Mikrogramm pro Kilogramm (2,2 Pfund) Körpergewicht ausgeschieden.[21] Der tägliche Verlust bei einem Erwachsenen kann zwischen 10 und 150 mg HA liegen.[22] Bei Menschen über 50 Jahren übersteigt der Wert 150 Milligramm.[23] Mit oralem HA-Ersatz sollte man die Alterung in die Schranken weisen.

Bibliographie

[1] Why Some Age Prematurely. In: BBC News, Nov. 19, 2001. Bulpitt, C.J.: Postgraduate Medicine. 2001, 77, S. 578-581.

[2] Morrison, L.M.; Schjeide, O.A.; Charles, C.T.: Coronary Heart Disease and the Mucopolysaccharides (glycosaminoglycans), 1974, Springfield, Ill.

[3] Journal Nutrition & Aging, 1997, Jg.1, S.142-145.

[4] Geriatric Nursing, 2000, 21, S. 84-88.

[5] Journal American Dietetic Assn, 1999, Jg.99, S. 200-206.

[6] Journal Pain Symptom Management, 1995, Jg.10, S. 192-197.

[7] Journal Clinical Investigation, 2000, Jg.106, S. 335-336.

[8] Current Opinion in Cell Biology, 2000, 12, S. 581-586.

[9] European Journal Biochemistry, 1988, Jg.173, S. 261-267.

[10] Acta Otolaryngology, 1987, 442, S. 7-24. CIBA Foundation Symposium, 1986, 124, S. 9-29.

[11] Burns, 1996, 22, S. 212-216.

[12] Cell Physiology, 1995, 37, S. 952-957.

[13] Biochemistry, 1986, 236, S. 521-525.

[14] Lymphology, 1998, 31, S. 173-179.

[15] New Frontiers in Medical Sciences: Redefining Hyaluronan. In: Elsevier Science, 2000, pp. 7.

[16] Hascall, V.C.; Laurent, T.C.: Hyaluronan: Structure and Physical Properties. In: www.glycoforum.gr.jp.

[17] Acta Otolaryngology, 1987, 442, S. 7-24.

[18] Glycobiology, 1997, 7, S. 1209-1214.

[19] Archives Biochemistry Biophysics, 1985, 240, S. 146-153.

[20] American Journal Physiology, 1987, Jg.252, K. 1-9.

[21] CIBA Foundation Symposium, 1989, 143, S. 41-53.

[22] Am J Respiratory Cell Molecular Biology, 2000, Jg. 23, S. 431-433.

[23] Clinical Experimental Pharmacology Physiology, 1984, 11, S. 17-25. 23

Hyaluronidase:
Das Enzym, das Kollagen abbaut

Der menschliche Körper unterliegt einem permanenten Wiederaufbauprozess. Netzhautzellen, die für das Sehen in der Nacht verantwortlich sind, werden teilweise täglich neu gebildet. Hautzellen sterben ab und werden etwa alle 20-30 Tage ersetzt. Zum Vergleich, bei Gehirnzellen geschieht dies nicht; man würde sonst einen Gedächtnisverlust erleiden.

Ohne die Zersetzung einer gewissen Menge HA pro Tag, würde diese im Gewebe unerwünscht hohe Konzentrationen erreichen. Glücklicherweise wird sie jedoch durch einen enzymatischen Prozess in einer mäßigen Geschwindigkeit zerlegt.

Hyaluronidase ist das Enzym, das HA abbaut. Es ist sowohl ein wünschenswertes, als auch ein nachteiliges Enzym. Hyaluronsäure ist ein Polymer, d.h. es ist zu langen Ketten verbunden. Hyaluronidase kann HA depolymerisieren, es also aufspalten. Darüber hinaus zersetzt Hyaluronidase Chondroitinsulfat, jedoch langsamer als HA.[1]

Erfreulicherweise gibt es im Körper Hyaluronidase-Hemmer, die helfen HA zu erhalten. Sie sind in ihrer Aktivität von einer Magnesiumzufuhr abhängig. Bei Krebspatienten sind die Hemmstoffe im Blutkreislauf in der doppelten Konzentration vorhanden. Dies ist wahrscheinlich ein Versuch, soviel HA wie möglich zu erhalten.

Hyaluronidase ist das Enzym, das HA abbaut. Es ist sowohl ein wünschenswertes, als auch ein nachteiliges Enzym.

Hyaluronidase ist das gleiche Enzym, welches Schlangen, Bienen, Skorpione und giftige Fische benutzen, um nach einem

Stich ihr Gift zu verbreiten. Es ist selbst kein Gift, sondern hilft bei dessen Ausbreitung.[2]

Hyaluronidase kann hilfreich sein. Zum Beispiel baut sie bei Krebs Hyaluronsäure ab und verhindert so die Verbreitung im Körper.[3]

Ohne Hyaluronidase würden Sie dieses Buch nicht lesen. Das liegt daran, dass sie von menschlichen Spermienzellen abgegeben wird, um den Mantel um die weibliche Eizelle zu durchbrechen. Dies erleichtert die Befruchtung der Eizelle. Ohne Hyaluronidase könnte kein menschliches Leben beginnen.[4]

Eigentlich ist Hyaluronidase ein Medikament *(Wydase, Wyeth-Pharmaceuticals)*, welches bei Augenoperationen für die Verbreitung von Anästhetika oder andere medizinische Zwecke benutzt wird. Es wird aus streng gereinigten Rinderhodenenzymen hergestellt. Unglücklicherweise hat der einzige Hersteller von Wydase dessen Produktion aus verschiedenen Gründen eingestellt, unter anderem, weil das Patent abgelaufen und die Profite unter dem Nennwert geblieben waren. Dieser Rückzug der Hyaluronidase ist zeitlich schlecht gesetzt, da die Forscher gerade beginnen, einige der therapeutischen Anwendungen zu verstehen. Sie könnte als mögliche Behandlung gegen Krebs dienen. (Abschnitt über Krebs folgt später.)

Was stimuliert Hyaluronidase?

Eisen, übermäßiges Riboflavin, Viren und solare UV-Strahlung sind Faktoren, welche die Produktion von Hyaluronidase und den Abbau von HA beschleunigen können. Ein wichtiger Fakt ist, dass Körperteile, die dem Sonnenlicht ausgesetzt sind (also Haut, Augen und Haare) gegenüber anderen Geweben eine schnellere Alterung aufweisen, da die Hyaluronsäure abgebaut wird.

Der Nachteil von Hyaluronidase besteht darin, dass Bakterien es zur Ausbreitung von Infektionen und Krebszellen zum Befall von Gewebe nutzen können.[5]

Viren und HA

1928 wurde ein Stoff entdeckt, welcher hilft, Viren zu verbreiten. Später identifizierte man ihn als Hyaluronidase.[6]

Es ist wenig verwunderlich, dass Viren wie Hepatitis B oder C und Papoviren langanhaltende rheumatische Symptome hervorrufen können.[7] Ein bestimmter Enzephalitis-Virus, der Ziegen infiziert, kann starke Arthritissymptome auslösen. Injiziert man der Ziege Hyaluronidase, verschlimmert sich die Erkrankung.[8]

Umgekehrt dazu verlangsamt HA die Verbreitung von Viren.[9]

Riboflavin und HA

Riboflavin (Vitamin B2) ist ein lichtempfindliches Vitamin. Wenn man es dem Sonnenlicht aussetzt, wird es braun. In lebenden Gewebe ermöglicht Riboflavin den Kohlenhydraten, Proteinen und Fetten, Energie abzugeben. Außerdem wird es für Wachstum und Reproduktion benötigt. Dennoch, ein Übermaß Riboflavin kann schädlich sein, besonders in Geweben, die, wie Haut und Augen, ungefiltertem Sonnenlicht direkt ausgesetzt sind.

Unter Laborbedingungen wird die Hornhaut des Auges steif, wenn man sie in Riboflavin badet und UV-Strahlung aussetzt. Vitamin B2 könnte jedoch positiv zur Behandlung von Augenerkrankungen eingesetzt werden. Zum Beispiel kann man es in Verbindung mit ultravioletter Strahlung zur Behandlung von Keratokonus, einer Biegung und Ausdünnung der Hornhaut, anwenden.[11]

Riboflavin kann die Hautalterung beschleunigen.[10]

Ein Überschuss an Riboflavin kann in der Linse des Auges zu einer braunen Trübung führen.[12]

Große Mengen Vitamin B2 in Zusammenhang mit UV-Strahlung können der Netzhaut gefährlich werden. Schwarzäugige Ratten, deren Ernährung Übermengen Riboflavin enthielt, setzte man ultravioletter Strahlung aus. Dies resultierte in einer Verdünnung der Netzhautschichten.[13] Viele Menschen, die hohe Dosen Vitamin B2 einnehmen, berichten von unerklärlichen Augenproblemen.

In Verbindung mit Riboflavin kann eine lebenslange Belastung durch Sonnenlicht den Abbau des Glaskörpers im Auge auslösen.[14] Dies kann mit einer Krankheit, die als *„Fliegende Mücken"* bekannt ist, enden.

Riboflavin und Krebs

Riboflavin könnte, aufgrund seiner Fähigkeit, HA abzubauen, die Überlebensstatistik bei Krebs steigen oder sinken lassen. In der folgenden Studie mit Mäusen, denen man ein Mittel gegen Krebs *(Doxorubicin)* verabreichte, fügte man der Nahrung Vitamin B2 zu. Daraufhin sank deren Überlebensfähigkeit innerhalb weniger Tage sichtlich. Als man aber aus der Nahrung das Riboflavin entfernte, verringerte sich die Überlebensrate ebenfalls drastisch.

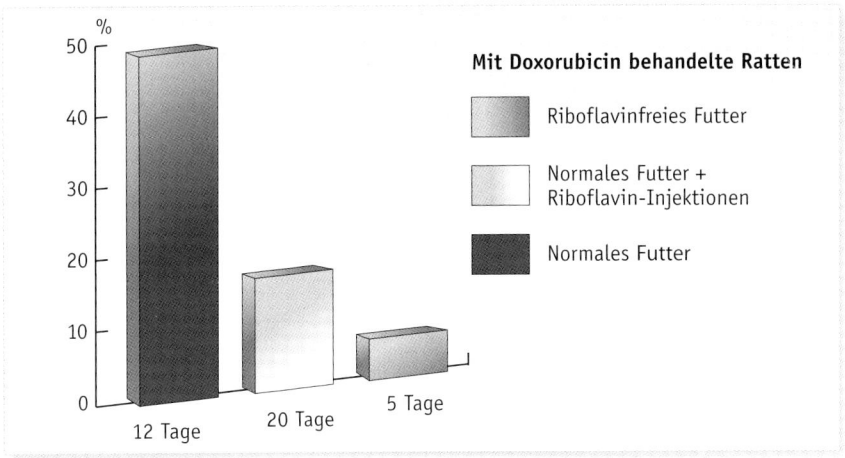

Die richtige Menge von natürlichem und ergänztem Vitamin B2 ist entscheidend. Zu wenig davon kann ebenfalls problematisch sein. Riboflavinmangel kann Linsentrübungen auslösen und die Widerstandsfähigkeit einer heilenden Wunde senken, da es den Kollagenanteil verringert. Ein Defizit verhindert zudem Wachstum und kann zu niedrigerem Körpergewicht führen.[15] Ungefähr 10 mg Riboflavin ist die empfohlene Obergrenze bei Nahrungsergänzungen.[16]

Eisen, Kupfer und HA

Zersetzende Stoffe wie Eisen und Kupfer können, wenn sie mit Riboflavin gemischt sind, ebenfalls problematisch sein. Der Zusatz von Eisen zu Riboflavin erhöht den Abbau von HA.[17]

Kupfer kann besonders im Glaskörper des Auges zu Problemen führen und dafür sorgen, dass das Gallert verhältnismäßig rasch in eine Flüssigkeit umgewandelt wird.[18]

Eisen und Kupfer sind normalerweise an Proteine gebunden und daher nicht in der Lage, biologische Schäden hervorzurufen. Zum Beispiel ist Eisen, wenn an Hämoglobin, die roten sauerstofftransportierenden Moleküle der roten Blutkörperchen, gebunden, vollkommen sicher.

Wenn Eisen und Kupfer von ihren Proteinen *(Caeruloplasmin, Ferritin)* befreit werden, sind sie in der Lage, umliegendes Gewebe zu schädigen. Ungebunden (genannt freies Eisen und freies Kupfer) können sie beispielsweise den Glaskörper des Auges zersetzen.

Freies, ungebundenes Eisen bildet freie Radikale, welche die Hyaluronidase-Produktion fördern. Vitamin C kann Eisen in eine giftigere Form umwandeln. Ascorbinsäure (Vitamin C) beschleunigt im Zusammenhang mit Eisen ebenfalls die Zersetzung des Glaskörpers.[19] Jedoch ist dabei nicht das Vitamin C, sondern das ungebundene Eisen der Übeltäter. Zu oft nehmen die Leser fälschlicherweise an, dass Ascorbinsäure Kollagen abbauen würde. Ganz Im Gegenteil, es ist die Grundbausubstanz für die Kollagenproduktion.[20]

Metallchelatoren

Es gibt zahlreiche Wirkstoffe, darunter Medikamente, herbale Bioflavonoid-Wirkstoffe aus Zitrusfrüchten und Beeren und auch Moleküle in Vollkorn und Samen, die allesamt Kupfer, Eisen und andere potentiell giftige Metalle binden können. Diese nennt man Metallchelatoren. Einmal gebunden, werden diese Metalle unschädlich gemacht und scheiden über Blutkreislauf, Nieren und Blase aus dem menschlichen Körper wieder aus.

Dank ihrer Fähigkeit, Eisen zu binden, verhindern Bioflavonoide die Produktion von Hyaluronidase. Wenn HA und Antioxidantien im Hautgewebe aufeinander treffen, geht der HA-Abbau leicht zurück. Wenn man aber Eisen oder Kupferchelatoren *(„Entferner")* hinzufügt, verringert sich die Zersetzung um das 3 bis 4-fache.[21]

Viele andere Hyaluronidase-Hemmer kommen in der Natur vor. Curcumin der Gelbwurzel, Glycyrrhizin aus Süßholz, Teeblätter und Hydrangenol aus Hortensien sind einige davon.[22] Für Bioflavonoide aus Petersilie und Kamille (Apigenin), Artischocken, Basilikum und Sellerie (Luteolin) und Erdbeeren, Porree, Grünkohl, Brokkoli, Limonen, Spargel (Kämpferöl) wurde herausgefunden, dass diese ebenfalls die Aktivität von Hyaluronidase unterbinden.[23]

Bioflavonoide sind gegen Viren effektiv. Im Labor kann beobachtet werden, dass Bioflavonoide Viren blockieren, während die Zugabe von Hyaluronidase den Schutz abschafft.[24]

Bioflavonoide verhindern die Hyaluronidase-Aktivität bei Spermien.[25] Es ist möglich, dass ein starkes Bioflavonoid dank seiner Eigenschaft, Hyaluronidase zu behindern, als natürliches Verhütungsmittel agieren könnte: Dies ist möglich, weil ein Spermium Hyaluronidase benötigt, um die Außenwand der weiblichen Eizelle zu durchdringen und ins Innere zu gelangen.

Da Hyaluronidase bei Schlangen- und Insektengift enthalten ist, verlängert sich durch die Verabreichung von Bioflavonoiden die Überlebenszeit von Nagetieren, denen man Schlangengift injiziert hat.[26]

Milchdistel, traditionell in der Kräutermedizin angewendet, ist ein mögliches Gegenmittel für Hyaluronidase.[27]

In einer Studie vier verschiedener Bioflavonoide, erwies sich Quercetin als der beste Hyaluronidase-Hemmstoff.[28]

Bibliographie

[1] Matrix Biology, 2002, 21, S. 31-37.

[2] Experientia, 1991, 47, S. 1196-1200.

[3] Matrix Biology, 2002, 21, S. 31-37.

[4] Biological Reproduction, 1997, 56, S.1383-1389.

[5] Invasion Metastasis, 1997, 17, S.297-31.

[6] Duran-Reynals, F.: C.R. In: Society Bulletin, 1928, 99, S.6-7.

[7] American Family Physician, 1996, 54,S. 2009-2015.

[8] Microbial Pathology, 1988, 5, S. 399-406.

[9] Proceedings Society Experimental Biology Medicine, 1975, 149, S.594-598.

[10] Journal Photochemistry Photobiology, 1992, Jg.14, S. 105-124.

[11] Ophthalmologe, 1997, 94, S. 902-906.

[12] Indian Journal Ophthalmology, 1998, 46, S. 23-237.

[13] Experientia, 1993, 49, S. 1084-1087.

[14] Current Eye Research, 1994, 13, S. 505-512.

[15] Biochemistry Medical Metabolic Biology, 1989, 42, S. 185-191.

[16] Proceedings National Academy Sciences, 1979, 76, S. 3504-3506.

[17] Free Radical Biology Medicine, 1997, 22, S. 1139-1144.

[18] Ophthalmic Research, 1997, 29, S. 37-41.

[19] Ophthalmic Research, 1992, 24, S. 1-7.

[20] Nutrition Review, 1958, 16, S.218-220.

[21] Free Radical Biology Medicine, 1997, 23S. 996-1001.

[22] Matrix Biology, 2002, 21, S. 31-37. Biol Pharm Bulletin, 1997, 20, S. 973-977.

[23] Experientia, 1991, 47,S. 1196-1200.

[24] Arzneimittelforschung, 1978, 28, S. 347-350.

[25] Biological Reproduction, 1997, 56, S. 1383-1389.

[26]Experientia, 1991, 47, S. 1196-1200. Experientia, 1991, 47, S. 1196-2000.

[27]Biochemical Pharmacology, 1990, 40, S. 397-401.

[28]Biological Reproduction, 1997, 56, S. 1383-1389.

Zu viel HA

Kann man zu viel Kollagen haben? Ja, man kann. Es gibt Störungen, bei denen ein übermäßiger HA-Aufbau vorliegt.

In der Tat kann ein Defizit an Hyaluronidase bei Kindern mit kleiner Statur, mentaler Retardierung und anderen Problemen zu Entwicklungsstörungen führen. Eine dieser Störungen ist das Gaucher-Syndrom, welches auf eine Enzymersatztherapie (Glukocerebrosidase) angesprochen hat. Deshalb denken einige Forscher, dass die Verabreichung des Enzyms Hyaluronidase Menschen mit einem gestörten Kollagenhaushalt helfen könnte.[1]

Es gibt Störungen, bei denen ein übermäßiger HA-Aufbau vorliegt.

Wenn es ein Beispiel für HA-Überschuss gibt, dann den faltigen chinesischen Hund namens Shar-Pei. Shar-Pei Hunde haben in ihrer Haut sehr hohe HA-Konzentrationen, was der Grund für ihre einzigartigen Hautfalten ist. Das HA im Blutplasma dieser Hunde reicht von 93-918 Mikrogramm pro Liter, bei anderen Hunden bewegen sich diese Werte zwischen 25 und 321 Mikrogramm pro Liter. Es gibt Berichte über den Fall eines Babys, das mit großen HA-Ansammlungen in der Haut geboren wurde. Diese Besonderheit verschwand jedoch mit drei Jahren. Die Hyaluronidase-Spiegel waren normal.[2]

Lokale Überproduktion von HA tritt bei manchen Krankheiten wie Sarkoidose, Lungenfibrose, Farmerlunge, Organabstoßung, Herzinfarkt und entzündlichen Magenerkrankungen auf. Bei der Wundheilung kommt es zu einem vorübergehenden HA-Aufbau.[3]

Während der Heilung wird zeitweise mehr HA produziert. Patienten unter Schock durch Verbrennungen oder Blutvergiftung produzieren rasch Hyaluronsäure.[4]

Krankheiten, bei denen erhöhte HA-Bluwerte gemessen wurden:[5]

- Rheumatoide Arthritis
- Sklerodermie
- Psoriasis-Arthritis
- Schuppenflechte
- Malignome
- Lebererkrankungen

Fibrose (Vernarbung)

Fibrose bezieht sich auf den Aufbau von Narbengewebe.

Ungefähr 45% der Todesfälle werden Vernarbung oder Fibrosestörungen zugeschrieben. Auf Verletzungen reagiert der menschliche Körper durch Narbenbildung. Fibrose bedeutet übermäßige Vernarbung anstatt normaler Wundheilung. Verletzungen, Operationen, Infektionen, Verbrennungen, Strahlung, Alkohol und Gifte können Fibrosen auslösen. Eine Alkoholleber ist durch Fibrose gekennzeichnet. Bei Lungenkrankheiten wird oft eine Überproduktion von Typ I Kollagen beobachtet. Narbengewebe, das sich nach einem Herzinfarkt bildet, ist ein

Beispiel für Fibrose, welche die Pumpfähigkeit des Herzens beeinträchtigt.[6]

Sklerodermie, Narbengeschwüre und Gefäßverkalkung sind weitere Beispiele von Fibroseerkrankungen. Medikamente, wie Fibrogen P4H, verhindern die Narbenbildung, wodurch in einer klinischen Studie die Sterblichkeit nach einem Herzinfarkt von 39% auf 9% sank. Fibrose schwächt die Pumpfähigkeit des Herzens und kann zu Stauungsinsuffizienz führen. Ungefähr 400.000 neue Fälle von Stauungsinsuffizienz treten jedes Jahr auf.[7]

Fibrose hängt mit Übermengen an Eisen und Kupfer zusammen (Hämochromatose und Morbus Wilson) und wird von Chemikalien und Drogen wie Alkohol, Krebsmedikamenten wie Methotrexat und anderen Stoffe gefördert. Sie scheint von Proteinen aus der Leber, welche sich ähnlich wie Ferritin oder Transferrin an Eisen binden, kontrolliert zu werden.

Sklerodermie

Normalerweise wird nur wenig neues Kollagen hergestellt; gerade soviel, dass die kleineren Mengen, die abgebaut wurden, ersetzt werden können. In einigen Fällen aber kann zu sich viel davon ansammeln. Dies passiert bei einer Krankheit namens Sklerodermie. Dabei wird Kollagen produziert, als ob eine ständige Wundheilung im Gange wäre. Gelenke und Lungen arbeiten deshalb nicht mehr zuverlässig. Sklerodermie bedeutet „dicke Haut" und kann sowohl nur die Haut, als auch die Haut und innere Organe betreffen. Sie ist durch verengte Blutgefäße und besonders kälteempfindliche Fingerspitzen gekennzeichnet und wird als Autoimmunerkrankung eingestuft.

Zystische Fibrose

Zu große Mengen HA können ebenfalls bei Patienten mit zystischer Fibrose auftreten. Meist kommen auch Leberprobleme dazu. Junge Patienten, die keine Anzeichen einer Lebererkrankung zeigen, weisen normale HA-Spiegel auf. Menschen die an zystischer Fibrose erkrankt sind und Leberprobleme haben, sind durch eine ca. 4fach erhöhte HA-Konzentration im Blut gekennzeichnet. Es existiert kein Zusammenhang zwischen Lungenfunktion und HA-Konzentration. Dies verleitet zur Annahme, es würde eher eine Unfähigkeit der Leber, HA abzubauen, vorliegen, als dass eine HA-Überproduktion in der Lunge existierte. Erhöhte HA-Spiegel im Blutserum können als Marker dienen und anzeigen, welche Patienten mit zystischer Fibrose Leberprobleme erleben werden.[8]

Da Fibrose häufig bei Lungenfibrose oder Sklerodermie auftritt, könnten einige Ergänzungspräparate, die Fibrose verhindern, angewendet werden.

Maßnahmen gegen Fibrose

Taurin, eine Aminosäure, regt die Kollagenbildung an und verzögert Fibrose.[9] Bei *Taurin* und *Niacin* (Vitamin B3) wurde gezeigt, dass sie Lungenfibrose blockieren.[10] Bei Tieren verhindern die beiden Substanzen fast in allen Fällen eine künstlich induzierte Lungenfibrose.[11] Forscher behaupten, dass Niacin und Taurin „großes therapeutisches Potenzial für das Einschreiten bei der Entwicklung einer Lungenfibrose bei Menschen und Tieren haben."[12] Sie hemmen offenbar die Produktion von Typ I und Typ III Kollagen.[13] Antioxidantien, wie N-Acetylcystein, könnten ebenfalls helfen, eine Fibrose der Lungen zu bekämpfen.[14]

Unerwünschte freie Radikale regen einen Stoff, der sich Wachstumsfaktor Beta 1 (TGF-beta 1) nennt, an. Dies fördert die Ablagerung von Typ I und Typ IV Kollagen in Gewebe wie den Nieren. Sie versteifen und der Blutdruck steigt. Konventionelle Medizin benutzt Blocker des Angiotensin-konvertierenden Enzyms (ACE-Hemmer), um den Fibroseprozess zu stoppen. Trotzdem, bei oralen Taurin-Präparaten hat sich erwiesen, dass sie eine Erhöhung von Typ I und Typ IV Kollagen komplett verhindern und Tiere vor Nierenfibrose schützen.[15]

Taurin hilft zudem, die Ansammlung von Blutplättchen, welche Blutgerinnsel bilden, zu verhindern. Im Blut von Menschen, die 400-700 mg Taurin einnehmen, sammeln sich 30-70% weniger Blutplättchen an.[16]

Da Hyaluronsäure in Haut, Gelenken und Augen hochkonzentriert vorkommt, werden sich die folgenden Kapitel auf diese Schwerpunkte konzentrieren.

Bibliographie

[1] New England Journal Medicine, 1996, Jg.335, S. 1029-1033. Science, 1992, 256, S. 794-799.

[2] Journal Pediatrics, 2000, Jg.136, S. 62-68.

[3] Journal Internal Medicine, 1997, Jg.242, S. 49-55.

[4] Matrix Biology, 2002, 21, S. 31-37.

[5] The Biology of Hyaluronan. In: CIBA Foundation Symposium, 1989, John Wiley & Sons,143, S. 23-247.

[6] Journal Intl Medical Research, 1978, Jg.6, S. 217-226.

[7] Fibrogen Press release, November 15, 2000.

[8] Archives Diseases Childhood, 2002, 86, S. 190-193.

[9] Biochemistry Pharmacology, 2001, 62, S. 1107-11.

[10] Journal Pharmacology Experimental Therapeutics, 2000, Jg.293, S. 82-90.

[11] Advances Experimental Medicine Biology, 1992, 315, S. 329-340.

[12] Environmental Health Perspectives, 1994, 102, S. 137-147.

[13] Journal Pharmacology Experimental Therapy, 1996, Jg.277, S. 1152-1157.

[14] European Respiratory Journal, 2001, Jg.17, S. 128-1235.

[15] American Journal Renal Physiology, 2000, Jg.278, S. 12-129.

[16] American Journal Clinical Nutrition, 1989, Jg.49, S. 121-1216.

HA und die Haut

Bei Menschen, die orale HA-Präparate einnehmen, werden bemerkenswerte, jugendliche Veränderungen der Haut beobachtet.

Die durchschnittliche Lebenserwartung hat sich in Industrieländern beträchtlich erhöht, sodass alternde Haut ein Problem darstellt, mit dem eine größere Anzahl von Menschen konfrontiert ist. Behandlungen beinhalten Hautcremes und Oberflächenbehandlungen mit Glykolsäure, Peelings, Botulinom-(Botox) Injektionen, Kollagen und HA-Injektionen, Dermabrasion und Laserbehandlungen bei Falten.[1]

Bei Menschen, die orale HA-Präparate einnehmen, werden bemerkenswerte, jugendliche Veränderungen der Haut beobachtet.

Mehr als die Hälfte der HA im Körper befindet sich in der Haut. Es ist kein Wunder, da die Haut täglich schneller als anderes Körpergewebe erneuert wird und Verletzungen, Sonnenstrahlung, Hitze, Druck und anderen Angriffen ausgesetzt ist. Sie muss also ständig wiederhergestellt werden. Die menschliche Haut besteht aus Milliarden von Zellen, 9,5 Millionen je 6,45 cm^2. Eine paar Milliarden werden täglich abgestoßen, da alte Zellen absterben und von neuen ersetzt werden. Zwischen 15 und 25 Jahren wird die komplette Haut in ungefähr 20 Tagen ersetzt, was sich jedoch im Alter auf 28 Tage erhöht.

Die menschliche Haut besteht zu 72% aus Wasser, wovon jeden Tag ungefähr 4 Prozent über diese verdunsten. Das meiste Wasser wird durch Hyaluronsäure gebunden. Ein Verlust des Wassers in der Haut resultiert in Falten, wobei alternde Haut einen fortschreitenden Wasserverlust aufweist. Dieser zeigt sich für die bekannte Erscheinung gealterter Haut, Faltenbildung und verminderte Elastizität verantwortlich.[2]

Hautalterung wird durch solare UV-Strahlung, hormonelle Veränderungen bei Frauen und andere altersbedingte Veränderungen im Körper beschleunigt. Der mit Abstand ernsteste Faktor dabei ist das Sonnenlicht. Beim Älterwerden wird die Haut runzlig, faltig, rau und trocken. Ab dem 70. Lebensjahr haben die meisten Menschen mindestens eine Hauterkrankung.

Vergleichen Sie gealterte Haut mit der eines Babys. Die Haut von Menschen über 60 enthält meist kaum HA. Kinderhaut aber ist gefüllt mit Hyaluronsäure. Bei Babys verheilen durch den hohen HA-Anteil alle Kratzer oder Schrammen ohne Narben. Dies ist für die Haut ein Idealzustand, der jedoch nach der Kindheit nie wieder eintritt.

Das Fruchtwasser, welches ein sich entwickelndes Baby im Bauch einer Frau umgibt, ist eine seewasserartige Flüssigkeit, die große Mengen Hyaluronsäure aufweist. Jede Operation, die man im ersten oder zweiten Schwangerschaftsdrittel an einem ungeborenen Kind durchführt, wird keine Narben hinterlassen. Narbenfreie Wundheilung, was bei Fötusoperationen beobachtet wurde, ist durch die hohen HA-Konzentrationen im Fötus selbst bedingt.[3] Bei Erwachsenen heilt die Haut, hinterlässt jedoch Narben und Kontrakturen. Drei Tage lang steigt der HA-Spiegel rasch an, am siebten Tag lässt sich keine HA mehr feststellen. Anstatt dessen tauchen andere Kollagenarten auf.

Die rasche HA-Produktion der Fibroblasten in den frühen Stadien der Wundheilung sorgt für ein zügige Heilung und verringerte Narbenbildung.[4]

Östrogen und die Haut

Frauen, die während der Wechseljahre Östrogenersatzmittel einnehmen, berichten oft davon, dass sich ihre Haut besser anfühlt. Das ist kein Wunder. Östrogen verstärkt die HA-Produktion in der Haut, während Progesteron dies verhindert.[5] Um das in einer Laborstudie zu beweisen, wurden Zellen aus dem Gebärmutterhals mit Glukosamin ausgebrütet und dann verschiedenen Hormonen ausgesetzt. Durch Progesteron sank die HA-Herstellung um 22%, DHEA, eine hormonale Vorstufe von Östrogen, erhöhte die Produktion um 22%. Östrogen hob die HA-Produktion um 12%. Progesteron scheint Hyaluronsäure mit geringer Molekülmasse in leichtere Fragmente zu zerlegen.[6]

Bei Nagetieren, hebt die Verabreichung von Östrogen die HA-Bereitstellung im Brustgewebe. Progesteron, allein verabreicht, lies nur Chondroitinsulfat ansteigen. Als beide Hormone eingenommen wurden, stiegen alle Kollagenformen in ihrer Konzentration.[7]

Östrogen war lange dafür bekannt, dass es auf alternde Haut einen positiven Einfluss ausübt. Auf der Hautoberfläche oder oral eingesetzt, kann es Feuchtigkeit und Kollagenanteil der Haut erhöhen. Dies passiert teilweise durch Erhöhen der HA-Level in der Haut.[8] Einige experimentelle Studien zeigen, dass Östrogen den Wassergehalt sowie HA und Kollagene durch Stimulation der Fibroblasten steigen lässt. Bei Frauen in Behandlung kann die Hautdicke um ungefähr 10-20% erhöht werden.[9] Antiöstrogene wie Tamoxifen scheinen die Produktion von HA in der Haut zu blockieren.[10]

HA und Entzündungshemmer

Der Einsatz nichtsteroidaler Antirheumatika *(Diclofenac-Voltaren)* mit Hyaluronsäure ist bei sonnengealterter Haut (aktinische Keratose) erfolgreich durchgeführt worden. Eine klinische Heilung (Verschwinden aller Hautschädigungen) wurde bei

47% der behandelten Patienten erreicht, verglichen mit 19% bei Einnahme eines wirkungslosen Placebos.[11]

Vitamine, HA und Haut

1978 injizierten japanische Forscher zwei B Vitamine, Panthotensäure und Vitamin B6 in die Haut von Mäusen. Die hochdosierten Vitaminspritzen ließen die HA-Konzentration der Haut sichtbar ansteigen. Die Forscher nahmen an, dass die östrogenartige Wirkung von Vitamin B6 einer der involvierten Mechanismen ist.[12]

HA-Hautbehandlungen

HA-Injektionen in Anti-Falten-Kliniken werden gerade populär. Pure HA *(Restylane und Juvederm)* injizieren Ärzte zur Reduzierung feiner Falten und oberflächlicher Defekte.[13] *DermaLive* ist ein Langzeit-Anti-Falten-Produkt bestehend aus Hyaluronsäure aus nicht-tierischen Quellen (Zellkulturen), kombiniert mit einem *Acryl-Hydrogel*. In Frankreich wurde es zuerst vermarktet, ab 1998 auch im Rest von Europa. Es wird bei Lipoatrophie sowie zur Erzeugung von Volumen in Lippen und abgesunkenen Wangenknochen eingesetzt und stellt eine gute Alternative zu anderen implantierbaren Materialen dar. Zur Reduzierung von Falten und anderen Defekten werden zwei oder drei Injektionen benötigt. Ungefähr 80% der HA-Injektionen rufen überzeugende Ergebnisse hervor.[14]

Dermatologen setzen Glykolsäure (Alpha-Hydroxyl-Säuren) zur Heilung sonnengeschädigter Haut ein. Interessant ist, dass der Gebrauch von Glykolsäure die Hyaluronsäure-Konzentration in Dermis (Lederhaut) und Epidermis (Oberhaut) steigen lässt.[15]

HA und Vitamin A

Bei Mäusen verliert die Haut Hyaluronsäure, wenn man sie schnellbräunender UV-B Strahlung aussetzt. Wenn nach der Bestrahlung aber Vitamin A *(ATRA)* auf die Oberfläche aufgetragen wird, bildet die Haut sichtbar mehr HA.[16] Retinolsäure, eine Form von Vitamin A, stimuliert die Einlagerung von Glukosamin in HA, welche dann die Keratinozyten anregt, HA in der Epidermis herzustellen.[17]

HA und Vitamin D

Vitamin D spielt bei der HA-Regulierung eine Rolle. Bei Hühnern mit einem Mangel an Vitamin D wird ständig HA im Körper verteilt.[18] Vitamin D ist ein Regulator von Hautzellen (den Keratinozyten), Fibroblasten und Fettzellen. Sonnenstrahlung kann einen Rückgang von Fettzellen und eine Ansammlung von Kollagenen wie HA und Chondroitin bewirken. Die Anwendung von Vitamin D auf der Haut beugt dem Verlust der Fettzellen sowie der Ansammlung von Kollagen vor, was in Anti-Falten-Effekten resultiert.[19]

HA und Vitamin C in der Haut

Vitamin C wird nun in vielen Anti-Aging-Hautcremes benutzt. Es stimuliert die Kollagenbildung in Fibroblasten, hat jedoch auf HA keine Auswirkungen.[20] Eine Studie behauptet, dass Vitamin C die HA-Produktion in der Haut senkt.[21]

HA und Sklerose

Sklerodermie Patienten leiden an HA-Überschuss in der Haut. In einer Studie zeigten sich Werte von 131 Mikrogramm pro Liter, gegenüber 49 Mikrogramm pro Liter bei gesunden

Menschen.[22] Bei Sklerodermie produzieren die Fibroblasten der Haut mehr HA als normale Zellen.[23]

HA und Schuppenflechte

Diese Krankheit ist durch eine beschleunigte Hauterneuerung gekennzeichnet; anstatt 30, dauert dieser Vorgang nur drei oder vier Tage, was dazu führt, dass die Haut entzündet, rot, trocken und schuppig ist. Die Schuppenansammlungen bestehen aus verschiedenen Schichten toter Haut. Verglichen mit gesunden Individuen sind die HA-Blutwerte bei Menschen mit Schuppenflechte und rheumatoider Arthritis 3-fach erhöht.[24] Das bedeutet, dass bei Fällen von Schuppenflechte die Haut so schnell regeneriert wird, dass übermäßig hohe Mengen verbrauchter HA durch den Blutkreislauf abtransportiert werden. Wenn dem so ist, könnten Viren am Entstehungsprozess dieser Hautprobleme beteiligt sein, da sie einen schnellen HA-Abbau verursachen. Verschiedene Studien zeigen, dass zwischen Virusinfektionen und Schuppenflechte ein Zusammenhang existiert.[25]

Deshalb sollten Nährstoffe, die Viren bekämpfen und HA erhalten, bei Fällen von Schuppenflechte hilfreich sein. Genau das hat sich bestätigt. Bioflavonoide, die man aus der französischen Seekiefer enthält, werden bei Schuppenflechte-Patienten als hilfreich angesehen.[26] Die Zugabe von Folsäure, einem B Vitamin, Eisen und Proteinen zur Ernährung, führte in einigen Fällen zu einem Rückgang der Schuppenflechte.[27]

Ein weiterer Grund von Trockenheiten: Mangel essentieller Fettsäuren

Außer HA gibt es einen weiteren Mineralstoff, der hilft, die Feuchtigkeit im Körper zu erhalten. Bevor dieses Buch fortgeführt wird, sollte er erwähnt werden. Viele Leser, besonders Frauen, die oft Symptome von Trockenheit erleben, werden dieses Buch mit Interesse lesen. Wie bereits dargelegt wurde, bindet HA Wasser. Genauso helfen ätherische Öle, das Wasser im Körper zu halten.

So wie man beim Backen eines feuchten Kuchens Öl benötigt, brauchen Menschen dieses, um Feuchtigkeit zu behalten. Das Wasser in lebenden Zellen wird durch eine fettige Außenmembran im Inneren behalten. Da Wasser und Öl sich nicht vermischen, sind Öle im Körper eine natürliche Art, Feuchtigkeit zu erhalten. Trockene Haut, trockenes Haar, trockene Augen (Rötung, Stechen, brennende Augen), brüchige Nägel und ein trockener Mund (Sjögren Syndrom) sind alles Symptome, die bei Frauen über 40 auftreten. Diese Symptome von Trockenheit können auch durch einen Mangel essentieller Fettsäuren hervorgerufen werden. Fette werden zur Hormonproduktion benötigt.

Die feuchtigkeitshaltenden Öle, welche der Nahrung hinzugefügt werden, sind Nachtkerzenöl, Borretschöl, sowie schwarzes Johannisbeerenöl. In Reformhäusern kann man sie als Nahrungsergänzungen kaufen.

Diese guten Fette erfüllen ihre Aufgabe. Für Fettsäuren wurde gezeigt, dass sie die Verdunstungszeit von Tränen auf der Augenoberfläche erhöhen.[28] Essentielle Fettsäuren, Vitamin C und Vitamin B6 haben auf der Augenoberfläche erfolgreich einen normalen Tränenfluss wiederhergestellt.[29]

Patienten mit rheumatoider Arthritis klagen oft über Trockenheit. Sowohl bei rheumatoider Arthritis, als auch bei Arthrose hat man ätherische Öle wie Nachtkerzen-, Borretsch- oder Johannisbeerkernöl erfolgreich zur Reduzierung von Gelenkschmerzen eingesetzt.[30]

Ätherische Öle sind ein exzellenter Partner für Hyaluronsäure-Präparate.

Bibliographie

[1] Schewiz Med Wochenschr, 2000, 150, S. 1272-1278.

[2] Int J Dermatology, 1994, Jg.33, S. 119-12.

[3] New Frontiers in Medical Sciences:Redefining Hyaluronan. In: Elsevier Science, 2000, S. 289-96.

[4] Medical Hypotheses, 1996, 47, S. 273-275.

[5] J Invest Dermatology, 1986, Jg.87, S. 668-673.

[6] FEBS Letters, 1997, 402, S. 223-226.

[7] Acta Physiolog Scandinavia, 2000, 168, S. 385-392.

[8] Clinical Dermatology, 2001, 2, S. 143-150.

[9] Therapie, 1996, 51, S. 67-70.

[10] Biochim Biophys Acta, 1980, 627, S. 199-206.

[11] Drugs Aging, 1999, 14, S. 313-319.

[12] Journal Nutrition Science Vitaminology, 1978, Jg.24, S. 589-591.

[13] Aesthetic Plastic Surgery, 2001, 25, S. 249-255.

[14] Dermatological Surgery, 1998, 24, S. 1317-1325.

[15] Dermatological Surgery, 2001, 27, S. 429-433.

[16] J Investigative Derm, 1996, 106, S. 505-509.

[17] Journal Investigative Dermatology, 1989, Jg.92, S.326-332.

[18] Bone, 1996, 18, S. 429-435.

[19] Toxicology Applied Pharmacology, 2001, 173, S. 99-104.

[20] Eur J Biochem, 1988, Jg.173, S. 679.

[21] J Cell Science, 1983, Jg.64, S. 245-254.

[22] Ann Rheum Disease, 1985, 44, S. 614-620.

[23] Arthritis Rheum, 1984, 27, S. 1040-1045.

[24] Clinical Rheumatology, 2000, 19, S. 455-457.

[25] Archives Dermatology, 2001, 137. European Journal Dermatology, 2002, Jg.12, S. 75-76.

[26]Phytotherapy Research, 2001, 15, S. 76-78.

[27]International Journal Dermatology, 1993, Jg.32, S. 582-586.

[28]Rheumatoid Arthritis, 1984, 4, S. 165-167.

[29]Medical Hypotheses, 1980, 6, S. 225-232.

HA und die Gelenke

Hyaluronsäure ist ein Haupt-, wenn nicht der bedeutendste Faktor, bei Arthritis. Trotzdem spricht niemand über sie. Statt dessen verschreiben die Ärzte Entzündungshemmer, welche die schmerzvollen Symptome, aber nicht die Ursache der Arthritis bekämpfen. Die Patienten versuchen es mit Heizkissen, Arthritiscremes, Kupferarmbändern; alles um die Beschwerden zu beseitigen.

In Gelenken wird die Gelenkflüssigkeit, welche die Knochen abfedert, von freien Radikalen abgebaut (depolymerisiert). So geht das Schmiermittel des Gelenks verloren. Da die Knochen aneinander stoßen, entsteht Reibung, das Gelenk bildet sich zurück. Die Zufuhr von HA verringert diese Reibung.[1] Glukosamin und Chondroitinsulfat stimulieren ebenfalls die HA-Produktion im Gelenkwasser, jedoch nur zu einem gewissen Grad.[2]

Medizinischen Berichten zufolge ist es am dringendsten, eine nicht-chirurgische Arthrosebehandlung, welche Beschwerden lindert, die Gelenkfunktion verbessert sowie den Krankheitsfortschritt stoppt, zu entwickeln.[3]

Es wurde empfohlen, sich bei den Behandlungsmethoden auf die Flüssigkeit im Inneren der Gelenkkapsel zu konzentrieren.[4] Die Zufuhr von HA zum Gelenkgewebe, basiert auf dem Konzept, dass man eine natürliche Komponente des Gelenkwassers benutzt.[5]

In der Gelenkflüssigkeit agiert Hyaluronsäure als Antioxidationsmittel.[6] Sie ist außerdem entzündungshemmend.[7] In Gelenken verhindert HA Entzündungen und Schmerzen.[8]

Ärzte erkennen in der Tat die Wichtigkeit, HA zu ersetzen. Sie injizieren sie in arthritische Gelenke und berichten von erfolgreichen, jedoch nur temporären Resultaten. Könnte orale HA das Arthritis-Heilmittel sein, auf das Millionen gewartet haben?

Die Arthritis-Spezialausgabe des *Newsweek Magazins* vom 3. September 2001 meldet, dass synthetische HA, welche man in kranke Gelenke injiziert, Schmerzen sowie Steifheit beseitigen kann. Die Spritzenfolge kostet ca. 1.200 Dollar.[9] Es wird nach weniger kostenintensiven Alternativen gesucht.

Die *Consumer Reports* Ausgabe vom Januar 2002 gibt an, dass es für die Wirkung von Produkten, die Chondroitinsulfat und/oder Glukosaminsulfat in ausreichenden Mengen enthalten, zahlreiche Beweise gibt. Allgemein erwiesen sich 1.500 mg Glukosamin und 1.200 mg Chondroitinsulfat als hilfreich.

Im Januar 2001 wurde eine als Meilenstein angesehene Studie in *The Lancet,* einem geachteten britischen Medizinjournal veröffentlicht. Es war überraschend, da viele verschreibungspflichtige Präparate zur Arthritis-Behandlung erhältlich sind, aber ein Ernährungszusatz die Aufmerksamkeit auf sich zog. Wie im *The Lancet* geschrieben, *„kam es aus einer unerwarteten Ecke."* Es war kein verschreibungspflichtiges Medikament. Es war ein rezeptfreies Heilmittel. Die 3-jährige Studie behauptet, dass Glukosaminsulfat den Fortschritt symptomatischer Kniearthritis verzögert. Sehen wir einmal von den Schmerzen ab. Glukosamin verlangsamte die Entwicklung der Krankheit selbst. Es brauchte ungefähr zehn Jahre, um sich in der modernen Medizin Beachtung zu verschaffen, am Ende wurde es aber in einer bedeutenden Studie bewiesen.

Dr. Tim McAlindon schrieb: *„Für unseren Berufsstand ist es an der Zeit, die Möglichkeit, dass viele Ernährungsprodukte wertvolle therapeutische Effekte haben können, anzunehmen und das Vertrauen der Öffentlichkeit wieder zu erlangen."*[10]

Es mag überraschend klingen, dass 7 von 10 Leuten über 50 und nahezu jeder über 70 Jahren Arthrose hat und der Arzneischrank der modernen Medizin diesbezüglich leer ist. Alles, was sie bieten kann, ist eine Linderung von Schmerzen und Steifheit. Die Ursache der Krankheit, den im Alter fortschreitenden HA-Verlust in der schmierenden Gelenkflüssigkeit, bekämpfen Schmerzmittel nicht.

Zur Klarstellung: Arthrose ist die verbreitete Form, welche 95 Prozent der an Arthritis erkrankten Menschen betrifft. Es ist die Abnutzungsvariante von Arthritis. Rheumatoide Arthritis betrifft nur ca. 3 Prozent der erwachsenen Bevölkerung und ist die autoimmune Form der Krankheit. Es gibt zahlreiche andere Erscheinungen von Arthritis, wie Gicht, Schuppenflechte und infektiöse Arthritis. Jedoch machen die Arthrosen und rheumatoiden Varianten die meisten Fälle aus.

Arthrose betrifft mehr als 20 Millionen Amerikaner, rheumatoide Arthritis mehr als 2 Millionen. Sie tritt bei einem Prozent der Bevölkerung auf, Arthrose im Alter jedoch bei fast jedem.

Rheumatoide Arthritis resultiert aus der vom Körper fehlgeleiteten Immunantwort, welche das *„Futtermaterial"* im Gelenk *(Synovium)* angreift. Patienten beklagen sich über Symptome wie Müdigkeit, Schwäche, schwaches Fieber, Morgensteifheit (mehr als eine Stunde), Nahrungsmittelallergien, Infektionen und einen durchlässigen Darm. Bei Frauen entwickelt sich die Krankheit 3mal häufiger als bei Männern.[11]

Was wird Amerika mit einer humpelnden erwachsenen Bevölkerung, die noch arbeitet, länger lebt, aber durch Arthritis behindert ist, tun? Millionen Menschen leiden an Arthritis. Mehr als die Hälfte davon erlebt 10 Jahre nach der Diagnose eine Behinderung. Die primär betroffenen Gelenke befinden sich an Hüfte, Knie und Hand.

Bei Arthrose verengt sich der Gelenkraum. Es kommt zu Reibung und Knochenverlust. Hohes Gewicht kann die Zerstörung belasteter Gelenke, z.B. der Knie beschleunigen.

Fehler moderner Behandlungen

Dr. Tim McAlindon, einer der führenden Forscher auf dem Gebiet der Kollagenerneuerung bei Gelenkverschleiß, schrieb in einer bedeutenden medizinischen Fachzeitschrift einen Brief: Darin bezeichnete er den Gebrauch von Glukosamin als „*Beginn einer neuen Ära*".

Nichtsteroidale Antirheumatika (Analgetika) stellen die gängige Behandlung dar. Sie können jedoch Nebenwirkungen (Magengeschwüre, Tod) haben und die Arthrose sogar verschlimmern.[12]

1985 berichteten Forscher vom Einsatz der Schmerzmittel und der Zerstörung des Hüftgelenks bei Arthrose. Die Mehrheit der Patienten, welche diese Stoffe einnahmen, erlebte eine Zerstörung des Hüftgelenks. Bei den Menschen, die keine Entzündungshemmer einnahmen, trat das Problem nur bei einem weitaus kleineren Anteil auf (12 von 33). Größere Schäden der Hüftgelenkpfanne, dem Gebiet, in dem die Gelenkpfanne den Oberschenkelknochen aufnimmt, werden mit dem Einsatz von entzündungshemmenden Präparaten in Verbindung gebracht.

Laut den Forschern gibt die Zerstörung der Knochen „*Grund zur Sorge*", weil dadurch eine Hüftersatz-Operation notwendig wird, bei der relativ viele Todesfälle auftreten.[13] Die Schmerzmittel stellen die Pufferung an den Knochenenden nicht wieder her. Der Patient, welcher weniger oder keinen Schmerz mehr verspürt, übt wieder schwerere körperliche Tätigkeiten aus, was in stärkerem Gelenkverschleiß resultiert. Es ist ersichtlich, dass so die Symptome unterdrückt, die Zerstörung des Gelenks aber beschleunigt wird.

Gelenkspalt

Eine umfassendere Art, Arthritis-Therapien zu bewerten, ist herauszufinden, wie sich diese auf die Wurzel des Problems – aufeinander reibende Knochen – auswirken. Den Raum zwischen den Gelenken zu erhalten, ist dabei bedeutend. Eine Studie zeigte, dass es bei Personen, welche drei Jahre lang 1.500 mg Glukosaminsulfat einnahmen, zu keiner signifikanten Verengung des Gelenkspaltes kam. Dies klingt verwirrend, bis man die zweite Gruppe untersucht: Diese ergänzte ihre Ernährung nicht durch Glukosamin und nahm lediglich schmerzstillende, entzündungshemmende Medikamente ein. Bei ihnen verengte sich der Spalt erheblich. Während Glukosamin die Symptome nur leicht linderte, konnte die Schädigung des Gelenks offenbar aufgehalten werden. Darüber hinaus gab es, verglichen mit nichtsteroidalen Antirheumatika, welche zu Magengeschwüren oder zum Tod führen können, keine nachteiligen Auswirkungen.[14]

Die Überlegenheit von Glukosaminsulfat und anderen natürlichen Pro-Kollagen-Präparaten wird in einer chinesischen Studie sichtbar. Von 178 Knie-Arthrosepatienten, erhielt ein Teil täglich 1.500 mg Glukosaminsulfat, der andere 1.200 mg Ibuprofen. Beide Heilmittel minderten die Symptome, Glukosaminsulfat wurde jedoch weitaus besser angenommen: Nur 6% der

Patienten erlebten nachteilige Reaktionen, Ibuprofen rief diese bei 16% hervor. Außerdem mussten 10% der Personen, welche Ibuprofen anwendeten, die Einnahme stoppen. Bei Glukosamin traten keine Nebenwirkungen auf, die ernst genug waren, um einen Abbruch der Medikation zu rechtfertigen.[15]

Entzündungshemmende Medikamente

Ärzte bestätigen, dass die derzeit erhältlichen Medikamente gegen Arthritis enttäuschend sind.[16] Die Tatsache, dass entzündungshemmende Präparate Schmerzen verringern, jedoch die Gelenkabnutzung verschlimmern, ist seit 1985 bekannt.[17] Nur zu, machen Sie es wie in den Dauerwerbesendungen und feiern Sie ruhig! Nehmen Sie die neuen COX-2-Hemmer. Sie könnten weniger Schmerzen verspüren doch ihre Knochen zahlen den Preis dafür.

> Ärzte bestätigen, dass die derzeit erhältlichen Medikamente gegen Arthritis enttäuschend sind.

Nichtsteroidale Antirheumatika (NSAR) verhindern ein Enzym namens COX-2. Neuere COX-2-Hemmer mindern das Risiko von Magengeschwüren, schalten es aber nicht aus. Diese Stoffe blockieren die Enzyme, die Knorpel zerstören (TNFAlpha und IL-1B) nicht.

Ein weiteres ernstes Problem mit handelsüblichen, entzündungshemmenden Medikamenten ist, dass diese ein Loch in den Verdauungstrakt fressen können, wodurch Blutungen auftreten. Einige dieser Fälle sind unkontrollierbar: Geschätzte 16.500 Menschen sterben jährlich in den USA daran, über 100.000 werden in ein Krankenhaus eingeliefert. Die meisten davon sind Arthritis-Patienten: Sie sterben sinnlos durch ein blutendes Geschwür, ausgelöst durch den Einsatz von Schmerzmitteln.[18]

Millionen erwachsener Menschen sind mit *H. plyori,* dem Bakterium, das Magenkrebs und -geschwüre verursacht, infiziert. Es kann die Giftigkeit von NSAR erhöhen, weshalb H. plyori und Geschwüre vor dem Einsatz dieser Medikamente behandelt werden sollten.[19] Aber welcher Doktor versucht, H. plyori abzutöten, bevor er nichtsteroidale Präparate verschreibt? VIOXX (Rofecoxib) und Celebrex (Celecoxib) wurden 1998-99 zur Arthritisbehandlung zugelassen. Beide verringern das Risiko eines Magengeschwürs, tragen aber trotzdem ein Warnzeichen, welches darauf hinweist, dass sie tödliche Geschwüre auslösen können.

Aspirin und die nichtsteroidalen Antirheumatika funktionieren, indem sie die Produktion hormonähnlicher Substanzen, genannt Prostaglandine, hemmen. Von diesen gibt es sowohl Nützliche, als auch Schädliche; die Schmerzmittel unterscheiden aber nicht dazwischen. Die Prostaglandine, die Knorpel reparieren, werden also auch gehemmt. Dies stellt einen eventuellen Grund für die Zerstörung der Gelenke beim Einsatz dieser Medikamente dar.[20] *Aspirin* erhöht das Risiko von Blutungen im gesamten Körper. Außerdem wurden Netzhautblutungen mit chronischem Aspirin-Gebrauch in Zusammenhang gebracht.

Paracetamol ist ein mögliches Schmerzmittel. Es ist aber giftig für die Leber und zeigt sich jährlich für über 70.000 medizinische Notfälle wegen Lebervergiftungen, einige Todesfälle und Lebertransplantationen verantwortlich. Nierenstörungen durch Paracetamol-basierte Schmerzmittel stellen ein weiteres Problem dar. Bei Menschen, die täglich Paracetamol-Kapseln einnehmen, ist das Risiko, die Leber zu verlieren, doppelt so groß, wie bei den Personen, die jährlich weniger als 104 Kapseln einnehmen.[21] Seit kurzem bringt man VIOXX, das bekannte Schmerzmittel, mit Fällen nichtbakterieller Meningitis in Zusammenhang, was zur Liste der Nebenwirkungen hinzugefügt werden sollte.[22] Einige (auch tödliche) Herzinfarkte verbunden mit COX-2-Hemmern bestätigen, dass die moderne Medizin die falsche Richtung eingeschlagen hat, als sie nichtsteroidale Antirheumatika anstatt Schmiermittel einsetzte.

Eisen und Gelenke

Freie Radikale sind Arten von Sauerstoff, die das Gewebe schädigen. Das Freie Radikal, welches HA abbaut, ist das Superoxid-Radikal. Es entfernt Eisen aus zirkulierenden Blutzellen, Phagozyten (Fresszellen) genannt. Verschiedene eisenbindende Metall-Chelatoren können den HA-Abbau wirksam verhindern. Eisen und/oder große Mengen Vitamin C könnten in der Lage sein, Hyaluronsäure zu zersetzen. Bei entzündlichen Erkrankungen steigt der Eisenanteil im Gelenkwasser stark an. In der Gelenkflüssigkeit erhöht sich die Eisenkonzentration bei rheumatoider Arthritis um das Sechsfache. Ungebundenes Eisen in Kombination mit Vitamin C beschleunigt den Abbau von HA.[23] Unter allen Stoffen, die HA zersetzen können, ist ungebundenes Eisen bei weitem die wirksamste Substanz.[24]

Gelenkwasser und HA

Gelenkwasser enthält eine geringe Menge HA, ungefähr 0,15%.[25] Trotzdem spielt Hyaluronsäure eine so wichtige Rolle für die Gesundheit der Gelenke. Normales Gelenkwasser enthält ca. 3-4 mg/ml davon, die Molekülmasse liegt zwischen 4 und 5 Millionen Daltons. Bei Arthrose sinkt dieses Verhältnis auf 1-2 mg/ml und 1-4 Millionen Daltons.

In den 70ern brachten HA-Injektionen in die Knie lahmer Rennpferde diese zurück auf die Rennbahn.[26] Die ersten Studien zu HA-Arthrose-Behandlungen bei Menschen wurden in den frühen Siebzigern in Südafrika, den USA und Großbritannien durchgeführt. Die Hyaluronsäure hatte dabei Molekülmassen zwischen 2 und 3 Millionen Daltons.[27] 1987 wendete man 2 kommerzielle HA-Produkte mit geringer Molekülmasse intravenös an. Sie reduzierten Schmerzen, verbesserten die Funktion und zeigten Ergebnisse, die mit denen nichtsteroidaler Antirheumatika vergleichbar waren.[28]

HA, Morgensteifheit und Bewegung

Die HA-Konzentration im Blut nimmt mit körperlicher Bewegung zu. Aktivität drängt die abgebaute Hyaluronsäure aus dem Gewebe in das Blutplasma und Lymphsystem.

Bei Fällen rheumatoider Arthritis „zerkaut" das außer Kontrolle geratene Immunsystem im Schlaf die HA im Gelenkspalt. Wenn der Patient am Morgen erwacht, sind seine Gelenke mit Übermengen HA gefüllt und daher steif. Die Einnahme oraler HA würde die Symptome rheumatoider Arthritis nur noch verschlimmern. Seien Sie sich dessen bewusst.

Muskuläre Aktivität pumpt die überschüssige Hyaluronsäure der Gelenke über das Lymphsystem in den Blutkreislauf: Die Steifheit verschwindet.[29] Patienten rheumatoider Arthritis wird daher Bewegung empfohlen.

Die HA-Konzentration im Blut nimmt mit körperlicher Bewegung zu.

Glukosaminsulfat

Glukosaminsulfat ist der Ausgangspunkt für die Herstellung von HA. In Europa ist es ein weit verbreitetes Medikament, in den USA jedoch eine Nahrungsergänzung. Die natürlich-vorkommende Substanz wird von Zellen produziert, die sich Chondrozyten (Knorpelzellen) nennen. Glukosamin scheint (Zellen namens Chondrozyten) zur Produktion von wasserbindender Hyaluronsäure und Chondroitinsulfat anzuregen. Außerdem blockiert es Enzyme, die Knorpel zerstören.

Eine Zusammenfasung von Studien, die sich mit Nahrungs-ergänzungsstoffen bei Arthritis beschäftigen, zeigte Folgendes: Von 13 Studien über Glukosaminsulfat waren 13 positiv. Von 4 Weiteren über Chondroitinsulfat erzielten ebenfalls alle 4 – verglichen mit Placebo – positive Resultate. Diskrepanzen bei verschiedenen Tests zeigen die unterschiedliche Qualität der vielfältigen, in Reformhäusern erhältlichen Handelsmarken an.[30] Bei einem weiteren Überblick über 15 Studien, bei welchen man Glukosaminsulfat bei Gelenkerkrankungen anwendete, zeigten sich in allen Fällen leichte Verbesserungen, in einigen sogar wesentliche Fortschritte.[31] Glukosamin macht im Wesentlichen nur die Hälfte des HA-Moleküls aus, ruft aber trotzdem positive Resultate hervor.

Chondroitinsulfat

Bei Gelenkabnutzungen besteht ein Mangel an Chondroitinsulfat. Es ist eine Hauptkomponente des Knorpels. Es ist ein großes Molekül, das sich wiederum aus vielen verbunden Glukosaminsulfat-Molekülen zusammensetzt. CS hilft, Chondrozyten (Knorpelzellen) vor dem Tod zu bewahren.[32] Es regt die Herstellung von Knorpel an und bindet Wasser zur Schmierung der Gelenke.

Nur 10-15% Chondroitin werden oral aufgenommen, während dies bei Glukosamin zu bis zu 90% geschieht. Für eine orale Dosis Chondroitinsulfat wurde gezeigt, dass sie die CS-Konzentration im Blut anhebt. Dies ist der Beweis für eine erfolgreiche Absorption.[33] CS mit geringer Molekülmasse wird leichter aufgenommen. In einer Studie wurden ungefähr 13% der CS mit geringem Molekulargewicht (5.000 Daltons) absorbiert.[34] Andere Tests bestätigen bei gleichem Gewicht eine orale Absorptionsrate zwischen 10 und 20%.[35] Oral eingenommenes CS (800 mg pro Tag) erhöht die Konzentration an CS im Gelenkwasser und übertrifft sowohl Indometacin- als auch Ibuprofen-Schmerzmittel.[36]

Orale Chondroitinsulfat-Einnahme (1.200 mg/Tag) für mehrere Monate senkte bei Arthritis-Patienten den Bedarf an nichtsteroidalen Antirheumatika um 67% (die Hälfte der Fälle benötigte diese Präparate gar nicht!).[37]

Forscher haben herausgefunden, dass die tägliche Einnahme von 800 mg CS die Zeit, welche man benötigt, um 20 Meter zu gehen, reduziert.[38] Bei dieser Medikation vermindern sich funktionelle Beeinträchtigungen von Kniearthrose-Patienten nach einem Jahr um 50%.[39]

Bei sechsmonatiger Medikation mit 800 mg Chondroitinsulfat sanken die Schmerzen in den Knien der Erkrankten.[40]

Dr. Tim McAlindons Auswertungen von Studien über Glukosamin und/oder Chondroitin zeigten, dass letzteres überlegen war.[41]

Kombiniertes Glukosamin und Chondroitin

1999 wurden die Ergebnisse von Studien zum Gebrauch von Glukosamin und Chondroitin veröffentlicht. Sechs bezogen sich auf Glukosamin, sieben auf Chondroitin: Insgesamt war statistisch eine bescheidene, jedoch im Vergleich zu Placebo sichtbare Verbesserung vorhanden. In einer einzelnen Studie war Glukosamin Ibuprofen überlegen, in einer anderen gab es keine Unterschiede. Die meisten Untersuchungen bezogen sich auf Schmerzfreiheit und Beweglichkeit, nicht jedoch auf eine Verbesserung der Knochen-auf-Knochen-Stellung, welche Arthrose auslöst.[42]

HA-Injektionenen

HA-Injektionen sind nichts Neues. 1988 bekamen in Italien Arthritispatienten HA injiziert. Es wurde eine höhere Beweglichkeit, weniger Schmerzen und reduzierter Schmerzmittelkonsum festgestellt.[43]

Zur Wirksamkeit von HA-Injektionen bei Gelenkerkrankungen existiert eine kontroverse Debatte. Dr. David T. Felson vom *Department of Medicine am Boston Medical Center* schreibt, dass das HA nach nur ein paar Stunden aus der Flüssigkeit im Kniegelenk verschwunden ist. Die HA-Produkte für Injektionen sind so konzipiert, dass sie länger im Gelenk verbleiben. Zwei bis 22 Tage nach dem Spritzen wurde die Hyaluronsäurekonzentration im Knie gemessen, wobei nur geringfügige Erhöhungen um ca. 10% festgestellt wurden. Bei Pferden hielt die Zunahme nur zwei Tage an. Wenn Dr. Felson Beweise dafür erbringt, dass NSAR weitaus wirkungsvoller als HA-Injektionen sind, vergleicht er Äpfel mit Orangen. Die Medikamente blenden die Symptome aus, während HA das Gelenk wiederaufbaut. Größere Studien zeigen schwachen oder keinen Nutzen durch HA-Injektionen, behauptet er.[44] Dennoch scheinen HA und Chondroitin den Verschleiß des Gelenks zu halbieren. Schmerzmittel tun dies nicht. Trotz der Kontroversen formulieren Forscher, dass Hyaluronsäure „einen grundlegenden Zuwachs zum therapeutischen Rüstzeug gegen Arthrose darstellt."[45]

Die Konzentration und die Molekülmasse der HA bestimmen die Eigenschaften (Viskosität und Elastizität) der Gelenkflüssigkeit. Bei Arthrose ist die HA kleiner dimensioniert und schwächer konzentriert. Injektionen von HA verschiedener Molekülmassen erwiesen sich als erfolgreich.[46] Wie auch immer, der Nutzen der HA im Gelenkwasser steht nicht immer mit ihrer Viskosität, Konzentration und Molekülmasse in Verbindung. Die Forscher vermuten, dass eine pharmakologische, keine physikalische Eigenschaft für den Wirkung der Hyaluronsäure bei Gelenkerkrankungen verantwortlich ist.[47]

Orale HA, Chondroitinsulfat

Dr. K. Morrison aus Fresno, Kalifornien berichtet von einer unveröffentlichten Studie mit oraler Medikation durch BioCell Collagen II®, welches pro Tablette 50 mg HA auf der Basis von Typ II-Kollagen und Chondroitinsulfat enthält. Alle 89 Teilnehmer verspürten Schmerzen durch Arthrose, Gicht-Arthritis, rheumatoide Arthritis, postchirurgische und posttraumatische Schmerzen sowie Schmerzen in Lenden- und Halswirbelsäule. Ihnen wurden 4 Tabletten pro Tag verordnet, einzunehmen vor den Mahlzeiten. Einige Patienten erhielten BioCell Collagen II®, andere ein Placebo; danach tauschten die beiden Gruppen ihre Medikamente. Binnen 45 Tagen meldeten 89,9 Prozent der Patienten mit BioCell Collagen II® ein empfundenes Nachlassen der Schmerzen, die meisten davon während 21 Tagen.

	Tage bis zur Meldung			Summe
	0-7 Tage	8-21 Tage	21-45 Tage	
Rheumatoide Arthritis	9	6	3	18
Arthrose	7	12	5	24
Fibrose	4	7	2	13
Lendenwirbelsäule/ Bandscheibenvorfall	3	6	6	15
Posttraumatische Schmerzen	2	4	3	9
Gicht-Arthritis	2	-	-	2
Halswirbelsäule/ Bandscheibenvorfall	-	1	1	2
Placebo	-	-	(1)	(1)
Ohne Meldung		-	9	9
Summe	27	36	26 **30**	89 **93**

Nebenwirkungen: Ein Patient berichtete von Übelkeit (auch bei anderen Medikamenten). Die meisten Teilnehmer wurden seit langer Zeit mit Medikamenten behandelt.

Rheumatoide Arthritis

Rheumatoide Arthritis ist eine weniger verbreitete Arthritisform und unterscheidet sich vollkommen von Arthrose. Sie beginnt ungefähr ab dem 40. Lebensjahr und tritt, wie alle autoimmunen Erkrankungen, häufiger bei Frauen auf.

Bei rheumatoider Arthritis greift das Immunsystem des Körpers die Gelenke an. Der HA-Abbau wird durch den Angriff von Sauerstoffradikalen durchgeführt, welche im Körper für die Zersetzung sorgen. Wie bereits erwähnt, würden orale HA-

Präparate die Beschwerden rheumatoider Arthritis (Morgensteifheit) nur verschlechtern. Bei rheumatoider Arthritis besteht das Ziel darin, das Immunsystem des Körper zu beruhigen oder zu normalisieren. Es werden Vitamin D Dosen von 2.000 oder mehr empfohlen.[48] Omega-3-Fischsäuren und Leinsamenöl sind ebenfalls hilfreich.[49]

Orale Verträglichkeit

Rheumatoide Arthritis ist eine Krankheit, bei der das Immunsystem das in den Gelenken enthaltene Kollagen als „fremd" einstuft und es angreift, als wäre es eine Tumorzelle oder ein Bakterium. Es gibt Bemühungen, diese ungewünschte autoimmune Reaktion zu desensibilisieren, indem man dem Organismus sehr kleine Dosen natürlichen, undenaturierten Kollagens verabreicht. Orale Toleranz bedeutet für die Unterdrückung der autoimmunen Antwort einen Fortschritt. Dabei wird der natürliche Immunmechanismus der Schleimhäute im Darm und das Lymphgewebes des Dünndarms stimuliert. Eine ausreichende Menge Proteine könnte die unerwünschte Antwort langsam abschwächen. Bei Arthritis benutzt man das Protein Typ II Kollagen. Diese Eiweiße werden bei der Verdauung in Fragmente zerlegt. Kleine Dosen der Proteine beginnen dann die orale Verträglichkeit auszulösen.[50] Diese Art, rheumatoide Arthritis zu behandeln, scheint ihre Vorteile zu haben.

In einer Studie wurden 60 Patienten mit rheumatoider Arthritis pro Tag 0,25 mg (nur 1/4 von einem Milligramm) von oralem Typ II Kollagen aus Hühnern verabreicht, um eine orale Toleranz herzustellen. Zwei Patienten erlebten eine Abnahme der Krankheit, statistisch gesehen war das Kollagen jedoch uneffektiv.[51]

Typ II Kollagen wurde Mäusen in Mengen von 20, 80 und 320 mg zugeführt. Die kleinste Dosis verschlimmerte die Krankheit, während die größte Verträglichkeit hervorrief, indem sie die Immunantwort unterdrückte.[52]

1993 berichteten Forscher aus Harvard, dass der Einsatz von Typ II Kollagen bei 60 Patienten mit rheumatoider Arthritis die Anzahl der geschwollenen und schwachen Gelenke für 3 Monate verringerte. Bei Kranken, die Placebo eingenommen hatten, trat dies nicht auf. Vier Patienten wurden komplett von der Krankheit befreit. Allen Erkrankten wurden 0,1 bis 0,5 mg Typ II Kollagen oral verabreicht.[53] Durch die orale oder nasale Anwendung von Typ II Kollagen unterdrückte man TNF-Alpha und Interleukin-6 in den Gelenken von Mäusen.[54]

Einige Firmen, die orale Kollagenpräparate vermarkten, verursachen bei Arthritispatienten große Verwirrung. Orale Verträglichkeit ist nur bei rheumatoider Arthritis interessant. Diese jedoch betrifft weniger als 5% der Bevölkerung.[55] Ungeachtet dessen verkaufen die Unternehmen ihre oralen Präparate aus Hühnerkollagen weiter: Sie behaupten, diese wären anderen denaturierten hydrolysierten Kollagenprodukten – entwickelt für Patienten mit Arthrose – überlegen. Natürliches Hühnerkollagen hat sich nur in sehr kleinen Dosen und ausschließlich bei Patienten mit rheumatoider Arthritis bewährt.

HA und das Kniegelenk

Ungefähr sechs Prozent der erwachsenen US-Bevölkerung über 30 Jahren leidet an Arthrose der Knie. Während Schmerzmittel und Bewegung sich für die Linderung der Symptome als nützlich erwiesen haben, bleibt ein künstliches Kniegelenk die letzte Behandlungsmethode, wenn alle anderen bereits fehlgeschlagen sind. Gelenkuntersuchungen bei Hunden weisen nach, dass die Arthrosegebiete einen sichtbaren HA-Mangel zeigen.[56]

Frauen erleiden im Gegensatz zu Männern mehr Knieverletzungen und -krankheiten. Ein Grund dafür ist, dass Östrogen die Kollagensynthese in den Kniebändern verändert. Mit steigendem Östrogenspiegel tritt auch mehr Typ I Kollagen auf. Progesteron hat auf die östrogenbedingte Typ I Kollagenproduktion einen dämpfenden Effekt.[57] Außerdem sind weibliche Hüften breiter. Die Beinknochen stehen also zum Knie in einem bestimmten Winkel, was – gegenüber Männern – in unterschiedlichen Kräften resultiert.

HA-Injektionen haben sich bei Patienten mit Kniearthrose als schmerzlindernd erwiesen.[58] Zweifelsohne reduzieren sie Schmerzen und Entzündungen. Wie auch immer, um Ergebnisse zu erzielen, sollten 3-5 Injektionen durchgeführt werden.[59]

Bei 108 Kniearthrosepatienten führten fünf wöchentliche HA-Spritzen in 68% der Fälle bereits nach vier Wochen zur Linderung der Symptome.[60]

Bei Schmerzen der Kniegelenkbänder erzielt Hyaluronsäure ebenfalls positive Ergebnisse. In einer Studie mit Tieren durchtrennte man beide Kniegelenkbänder (Kreuzbänder). Daraufhin wurde die Heilung überwacht. 21 Hasen behandelte man mit Hyaluronsäure, der Rest bekam eine Salzlösung in die Gelenke injiziert. Von den 21 Tieren erfuhren 14 gegenüber der anderen Gruppe eine bessere Heilung. In den mit HA-behandelten Knien traten weniger Entzündungen auf.[61]

HA und die Schulter

Patienten mit schmerzhafter Schultersteife profitieren von HA-Injektionen.[62]

HA und das Hüftgelenk

Bei Hunderassen hängt Hüftdysplasie von den HA-Konzentrationen ab. Beim australischen Kelpie kommen Hüftdysplasien selten vor, er weist relativ hohe HA-Spiegel in den Gelenken auf. Ganz im Gegenteil dazu liegt die HA-Konzentration bei deutschen Schäferhunden niedrig und es treten oft Hüftprobleme auf.[63]

HA und Karpaltunnel

Patienten mit Karpaltunnel- oder Schulterschmerzen haben im Blut vier- bis fünfmal höhere HA-Konzentrationen als gesunde Menschen.[64] Dies zeigt Hyaluronsäureverlust in den Gelenken an.

HA und Kiefer

Schmerzvolle Arthritisgelenke und vorübergehende Kieferschmerzen treten oft zusammen auf.[65]

Bei einem Experiment mit Tieren raute man deren Kiefergelenke absichtlich an, wonach die Tiere in zwei Gruppen geteilt wurden. Die Gruppe, die HA empfing, zeigte weniger degenerative Veränderungen.[66]

Chondroitinsulfat scheint eine wichtige Kollagenart zu sein, die Beschwerden mit den Gelenken des Kauapparats vorbeugt.[67]

Außerdem wurde erwiesen, dass HA-Injektionen helfen, Kiefergelenkprobleme zu reduzieren.[68] Bei Kieferschmerzen führen HA-Injektionen oft zu gelinderten Symptomen und einer höheren Beweglichkeit.[69]

Eine Studie verglich diesbezüglich die Wirkung von Glukosaminsulfat (500 mg/ Tag) und Ibuprofen, einem Schmerzmittel. 71% der Patienten, die Glukosaminsulfat einnahmen, berichteten von Verbesserungen, demgegenüber standen 61% der anderen Gruppe. Glukosaminsulfat verbesserte die Funktion der Gelenke und sorgte auch noch nach Einnahmestopp weiterhin für Linderung.[70]

HA und Bandscheiben

Eine Studie stellte zwischen den Bandscheiben normaler oder kranker Erwachsener keine bedeutenden Unterschiede von HA oder Chondroitinsulfat fest.[71] Bei akuten Bandscheibenvorfällen ist mehr HA vorhanden.[72] Dies ist möglicherweise ein Anzeichen eines Heilungsprozesses.

HA und Iliosakralgelenk

HA wurde mit erfolgreichen Ergebnissen in das Kreuzdarmbeingelenk gespritzt.[73]

Metallchelatoren und Gelenke

1982 berichtete die Zeitschrift „Arthritis and Rheumatism", dass Metallchelatoren den Abbau von HA verhindern.[74] Trotzdem wird heutzutage, 20 Jahre später, der Gebrauch dieser zur Arthritisbehandlung weitgehend ignoriert.

Die Konzentration von HA im Gelenkwasser reicht von 2,5 bis 3,65 Milligramm pro Milliliter. Durch Eisen bedingte Freie Radikale bauen HA schnell ab.[75] Die Zerlegung der Hyaluronsäure wird durch Ascorbinsäure in Anwesenheit von ungebundenem Eisen oder ungebundenem Eisen und Kupfer in Anwesenheit von Sauerstoff erleichtert. Letzterer bewirkt, dass die

HA ihre Viskosität verliert. Gelenkwasser ist nur schwach durch Antioxidantien geschützt. Wahrscheinlich sorgen Stoffe wie Ceruloplasmin, Transferrin und Albumin, welche in der Leber hergestellt werden und Eisen und Kupfer binden, dafür, dass es nicht zersetzt wird.[76]

Laborstudien zufolge depolymerisieren Sauerstoffradikale die HA nicht, sondern ändern nur ihre Molekularkonfiguration. Nur wenn man Eisen hinzugibt, verringert sich die Molekülmasse.[77]

Um die HA im Körper zu erhalten, sollten erwachsene Menschen mehr Früchte, Trauben, Beeren, Tee und andere Kräuter sowie Cerealien, die den Metallchelator IP6 enthalten, zu sich nehmen. Nahrungsergänzungen, die diese natürlichen eisenbindenden Stoffe enthalten, sind bereits erhältlich.

HA und Chondroitinsulfat gegenüber Schmerzmitteln

Chondroitinsulfat und orale HA scheinen Entzündungshemmern weitaus überlegen zu sein.

Erstens wurden Chondroitinsulfat und Schmerzmittel zur Behandlung von Arthritis verglichen. Italienische Forscher testeten Chondroitinsulfat und Diclofenac (Voltaren), ein Schmerzmittel, bei 146 Patienten mit Kniearthrose. Die Patienten nahmen entweder 1.200 mg Chondroitin oder 150 mg des Medikaments ein. Letztere berichten von Schmerzlinderung, die Beschwerden tauchten jedoch nach dem Ende der Einnahme wieder auf. Im Gegensatz dazu dauerte dieser Effekt bei Chondroitin noch bis zu drei Monate an.[78] Chondroitinsulfat ruft eine langandauernde Besserung hervor.

Eine andere Studie zeigte, dass HA genau so erfolgreich wie eine 26-wöchige medizinische Therapie (Naproxen) war. Jedoch mussten sich die Patienten wöchentlich fünf HA-Injektionen unterziehen.[79]

Zweitens ist Chondroitinsulfat weniger problematisch. Eine Studie mit Kniearthrose-Patienen stellte die Einnahme von 1.500 mg Glukosaminsulfat 1.200 mg Ibuprofen gegenüber. Beide Medikationen ließen die Knieschmerzen und -schwellungen spürbar abklingen. Glukosamin war jedoch besser verträglich als Ibuprofen. Nur 6 Prozent der Glukosamin-Gruppe gegen 16 Prozent der Ibuprofen-Gruppe berichteten von Nebenwirkungen. Keiner der Patienten, die Glukosamin einnahmen, musste die Studie abbrechen. Bei Ibuprofen traf dies auf 10% zu.[80]

Drittens scheint HA – bezogen auf die Arthritisbehandlung[81] – mit Steroiden gleichauf zu sein jedoch ohne die Nebenwirkungen von Steroiden (schlechte Wundheilung, Glaukom, Grauer Star, viele weitere).

Kombinationen natürlicher Gelenktherapien

Ein Forscher schlug eine umfassende Nahrungsmittelkur vor: Diese bezieht zur Behandlung von Arthrose zahlreiche Ergänzungsstoffe wie Niacin, Glukosamin, S-Adenosylmethionin, Fischöl und Selen ein.[82]

Der alleinige Einsatz von Hyaluronsäure als Ernährungszusatz ist aber oft das Einzige, was für eine Befreiung von den Arthrosesymptomen benötigt wird.

Bibliographie

[1] Clinical Biomechanics, 1997, 12, S. 246-252.

[2] Medical Hypotheses 2000, 54, S. 798-802.

[3] Clinical Orthopedics 2001, 385, S. 36-45.

[4] Medical Hypotheses, 2000, 54, S. 798-802.

[5] Am J Orthopedics, 2000, Jg.29, S. 80-88.

[6] Arthritis Rheumatology, 1988, 31, S. 63-71.

[7] Agents Actions, 1994, 43, S. 44-47.

[8] Medical Hypotheses, 1998, 50, S. 507-510.

[9] Newsweek, September, 2001, 28.

[10] The Lancet, January 2001, 357, S. 251-256.

[11] FDA Consumer, June 2000.

[12] Lancet, 2001, 357, S. 251-256.

[13] The Lancet, 1985, 2, S. 11-14.

[14] J COM, 2001, Jg.8, S. 11-12.

[15] Arzneimittelforschung, 1998, 48, S. 469-474.

[16] Clinical Journal Pain, 2001, Jg.17, S. 25-32.

[17] Lancet, 1985, 2, S. 11-14.

[18] Postgraduate medicine, 2001, 109, S. 117-128.

[19] J Gastroenterological Hepatology, 2000, 15, S. 58-68.

[20] Am J Medicine, 1986, S. 81-36. Lancet, 1989, 2, S. 519.

[21] New England Journal Medicine, 1994, 331, S. 1675.

[22] Associated Press, March 25, 2002.

[23] Journal Inorganic Biochemistry, 1981, Jg.14, S. 127-134.

[24] Carbohydrate Research, 1972, 22, S. 43-51.

[25] Carbohydrate Research, 1999, 32, S. 228-234.

[26] J Am Veterinary Assoc, 1997, Jg,58, S. 1132-1140.

[27] Pathological Biology, 1974, 22, S. 731-736.

HA und die Augen

Die Augen sind eines der Organe, die eine sehr hohe HA-Konzentration aufweisen. Hyaluronsäure trägt entscheidend zur Gesundhaltung des Gewebes im Auge bei: Dazu zählen Hornhaut (vordere Öffnung des Auges), Netzhaut, Glaskörpersubstanz und Trabekelgerüst (zuständig für einen konstanten Augendruck). Der hohe HA-Anteil im Auge erklärt, warum nach der Einnahme von Hyaluronsäure-Präparaten entscheidende Auswirkungen auf die Sehfähigkeit mancher Leute berichtet wurden.

Alle Faktoren, die beim Abbau von Hyaluronsäure eine Rolle spielen, kommen im menschlichen Auge zum Tragen.

Alle Faktoren, die beim Abbau von Hyaluronsäure eine Rolle spielen, kommen im menschlichen Auge zum Tragen. Da es lichtdurchlässig ist, kann UV-Strahlung sowohl die Hornhaut auf der Oberfläche des Auges, als auch die inneren Strukturen wie Linse, Glaskörper und Netzhaut angreifen. Riboflavin (Vitamin B2), Vitamin C und Spuren von Metallen wie Eisen oder Kupfer sind allesamt in Bestandteilen des Auges vorzufinden. Deutsche Wissenschaftler haben im Labor Netzhautgewebe gezüchtet und es hohen Konzentration von Vitamin B2, Eisen und UV-Strahlung ausgesetzt. Diese Kombination hemmte das Wachstum retinaler Nervenzellen.[1]

HA, der Flüssigkeitsabfluss im Auge und Glaukome

Ein Glaukom *("Grüner Star")* ist allgemein auf ein HA-Defizit zurückzuführen.[2] Die Krankheit betrifft rund 2 Prozent der Bevölkerung, davon 8 Prozent Erwachsene im fortgeschrittenen Alter. Sie bedeutet einen gestörten Abfluss des Kammerwassers aus der vorderen Augenkammer. Dadurch erhöht sich der Augendruck und somit auch der Druck auf die Sehnerven. Dies kann in einem eingeengten Blickfeld resultieren. Gewöhnliche medikamentöse Behandlung des Glaukoms reduziert den Fluss des Kammerwassers und somit den Augendruck, kann aber einen Katarakt *(„Grauer Star")* und andere Nebenwirkungen hervorrufen. Daher wäre eine vorbeugende Maßnahme wünschenswert.

Es existiert ein zwingender Zusammenhang zwischen einem Mangel an HA und einem Glaukom. Das Kammerwasser verlässt das Auge durch einen netzartigen Filter aus Kollagen. Im Flüssigkeitsabfluss der Augen älterer Menschen ist weniger HA vorhanden.[3]

Im Jahre 1996 untersuchten Forscher die Augen älterer, erst kürzlich erkrankter Glaukom-Patienten. Deren Abflusskanal (Trabekelwerk) wies – verglichen mit gesunden Menschen – einen um 77% niedrigeren Hyaluronsäureanteil auf. Bei sechs von zehn untersuchten Augen konnte keine Hyaluronsäure nachgewiesen werden.[4] Dies beweist eindeutig, dass ein Mangel an HA im menschlichen Auge mit altersgebundenen Augenerkrankungen einhergeht.

Das Kammerwasser erwachsener Menschen kann, gegenüber dem von Kindern, einen bis zu fünfmal höheren HA-Anteil enthalten.[5] Dies lässt darauf schließen, dass mit fortschreitendem Alter größere Mengen an Hyaluronsäure aus dem Auge ausgespült werden.

Die Zellen im Abflusskanal der Augen produzieren bei Glaukom-Patienten weniger HA.[6]

Vitamin C könnte eine Teillösung für das Problem sein: Normalerweise kommt es reichlich im Kammerwasser vor. Wird im

Labor eine zusätzliche Menge hinzugegeben, führt dies zu einer erhöhten HA-Produktion.[7]

Bei Hypothyreose (Schilddrüsenunterfunktion) kann die abnormale Anstauung von Hyaluronsäure im Trabekelwerk in vermindertem Abfluss und somit erhöhtem Augendruck resultieren. Ein Anstieg des Augendrucks wurde bei einem Hypothyreose-Patient beobachtet, nachdem er die Einnahme künstlicher Schilddrüsenhormone abgesetzt hatte.[8]

Es ist bekannt, dass Steroide den Flüssigkeitsdruck im Auge erhöhen können. Weiterhin hat sich gezeigt, dass Steroide die Hyaluronsäureherstellung im Augengewebe beeinträchtigen.[9]

HA und der Sehnerv

Chondroitinsulfat stellt das Hauptkollagen für den Sehnerv dar.[10] Es wird im Gewebe des Auges produziert. Forschungsstudien zeigen, dass bei Patienten mit einem Offenwinkelglaukom die Hyaluronsäure in der Ummantelung der Sehnervenstränge (Myelinhülle) nahezu nicht vorhanden ist. Zu geringe Mengen von HA führen zu einer Anfälligkeit der Nerven durch erhöhten Augendruck.[11]

HA und der Glaskörper des Auges

Der Glaskörper des Auges besteht zu fast 97% aus Wasser mit einigen Kollagenen und HA. Die Zusammensetzung des gesunden Kollagens im Auge beträgt 92% HA und 8% Chondroitinsulfat.[12]

Im Alter beginnt die gallertartige Substanz ihre Konsistenz zu ändern. HA und Wasser beginnen, sich teilweise zu trennen. Die Flüssigkeit ähnelt dann einem Wackelpudding, der einige Zeit im Kühlschrank stand.[13]

Dieser HA-Abbau führt unter Umständen zu sogenannten „Fliegenden Mücken" (Mouches volantes). So bezeichnet man Proteinklumpen im Glaskörper, welche die Lichtwanderung im Auge beeinflussen. Sie werden als Spinnennetze oder kleine Insekten, die vor dem Auge umherzufliegen scheinen, wahrgenommen.

Was verursacht den Abbau der Hyaluronsäure? Aufgrund der Lichtdurchlässigkeit des menschlichen Auges ist der Glaskörper durch einen UV-bedingten Abbau gefährdet. Eisen, Kupfer, übermäßige Mengen von Riboflavin (Vitamin B2) oder Virusattacken können ebenfalls die HA des Auges angreifen.[14] Wenn Glaskörper von Tieren dem Licht einer Neonlampe und Riboflavin ausgesetzt werden, verflüssigt sich das *Gallert*. Freies, ungebundenes Eisen oder Kupfer leiten auch diesen Prozess ein. Der Zusatz von Vitamin C in Kombination mit diesen Metallen verstärkt die Verflüssigung zusätzlich.[15]

Mit fortschreitendem Alter ist es ebenfalls möglich, dass der Glaskörper zusammenschrumpft und den Kontakt mit der Netzhaut verliert (eine sogenannte Netzhautablösung). Dabei werden oft „Fliegende Mücken" und angebliche Lichtblitze im Sichtfeld wahrgenommen. Die Injektion des hyaluronsäurezersetzenden Enzyms Hyaluronidase in einen tierischen Glaskörper löste eine solche Netzhautablösung aus.[16] Antioxidantische Enzyme, sowohl Superoxiddismutase (SOD) oder Katalase, welche auf natürliche Weise im Körper produziert werden, als auch Eisenchelatoren können dabei helfen, einige altersbedingte Veränderungen im Glaskörper rückgängig zu machen.[17] Im Vergleich zu normalen Augen weisen solche mit eingefallenem Glaskörper weniger HA auf.[18] In einer Laboruntersuchung verhinderten Eisenchelatoren den Abbau der Hyaluronsäure.

Diabetiker erleben einen beschleunigten Zusammenfall des Glaskörpers aufgrund von HA-Abbau.[19] Zuckerkranke Menschen sind anfällig gegenüber einem Abbau des Glaskörpers aufgrund der Zersetzung der Hyaluronsäure. Eisenchelatoren verhindern, dass dies auftritt.[20]

Beim Abbau der Glaskörpersubstanz wird diese wässrig. Der Druck gegen die Netzhaut, durch welchen diese sonst an Ort und Stelle gehalten wird, geht verloren. Netzhautablösungen können auftreten, besonders bei Diabetikern oder sehr kurzsichtigen Menschen. Der Abbau von HA im Glaskörper bei diabetischer Retinopathie (Netzhauterkrankung) und Netzhautablösung wurde auf die Zersetzung der Hyaluronsäure zurückgeführt.[21]

HA ist außerdem ein sicherer Glaskörperersatz.[22]

Um sich vor dem altersgebundenen Abbau des Glaskörpers zu schützen, sollte man außer Haus tagsüber eine Sonnenbrille tragen. Übermengen an Vitamin B2 (mehr als 10 mg) in Nahrungsergänzungsmitteln sollten vermieden werden. Solang im Glaskörper kein Eisenüberschuss vorhanden ist, sind hohe Dosen Vitamin C nicht gefährlich. Vitamin C-Pulver enthält normalerweise Bioflavonoide, die Eisen binden. Daher ist dies die ideale Form von Vitamin C.

HA und grauer Star

Im menschlichen Auge versorgt das Kammerwasser das innere Auge mit Vitamin C, Glutathion und anderen Antioxidantien, welche Entzündungen verhindern und die Klarheit der Linse gewährleisten. Wenn die Konzentration von Vitamin C in der Linse erheblich fällt, wird das Vitamin B2 durch die UV-Strahlung oxidiert. Dies führt möglicherweise zu einer Verfärbung der Linse, einem Verlust der Klarheit und grauem Star.[23]

HA und die Netzhaut

Die mit fortschreitendem Alter verringerte HA-Produktion an der Hinterseite des Auges kann eine Rolle beim Auftreten von Netzhauterkrankungen spielen.[24] Forscher fanden heraus, dass Netz- und Aderhaut (die Versorgungsschicht der Netzhaut) nach dem 50. Lebensjahr keine HA mehr aufweisen.

Hyaluronsäure ist ein Bestandteil des Materials zwischen den Millionen Lichtrezeptoren der menschlichen Netzhaut.[25] Kollagen, dessen Hauptbestandteil HA ist, hilft, die Lichtrezeptoren (*„rods"* und *„cones"* genannt) zu versorgen. Wenn Netzhautablösungen auftreten, ist die Hyaluronsäure beschädigt.[26]

Bei Patienten mit altersbedingtem Netzhautverfall (Makuladegeneration), wird die Leder-, oder weiße Augenhaut steif, was einen HA-Mangel anzeigt.[27] In der Lederhaut steigt der Feuchtigkeitsverlust um ungefähr 1% in 10 Jahren.[28] HA kann beim Sticklersyndrom, einer vererbten Störung mit Netzhautablösung, Gelenkproblemen, Sehstörungen, Gesichts- und Zahnanomalien, therapeutisch sinnvoll sein.[29]

Es wurde herausgefunden, dass übermäßige Produktion von Schilddrüsenhormonen die Hyaluronsäure-Herstellung in Zellen, die dem Schutz der Netzhaut dienen, reduziert.[30]

HA und die Hornhaut

Eine unerwünschte Ablagerung von Hyaluronsäure auf der heilenden Hornhaut kann deren Transparenz negativ beeinflussen.[31]

Pterygien sind pinke Geschwülste, die auf der Vorderseite trockener Augen wachsen. Sie sind reich an Hyaluronsäure.[32]

HA und trockene Augen

Die Hornhaut, vordere Oberfläche der Augen, wird von Tränenflüssigkeit aus Wasser, Öl und Muzin-absondernden Drüsen in den Augenlidern benetzt. Ein Mangel der Bestandteile dieses Tränenfilms kann zu einem Erröten, Stechen oder Brennen der Augen oder sogenannten trockenen Augen führen. Die verbreitete Behandlung sieht den Gebrauch künstlicher Tränen vor, welche nur eine zeitweise Erleichterung mit sich bringen.

HA-Augentropfen haben sich bei PC-Anwendern mit trockenen Augen gegenüber anderen Augentropfen als hervorragend erwiesen und sind als wirksam getestet worden.[33] Sie reduzieren Schäden, die an der Hornhaut durch trockene Augen entstehen können.[34] Sowohl mit Chondroitinsulfat-, als auch mit HA-Augentropfen wurden die Symptome trockener Augen beseitigt.[35]

Hyaluronsäure könnte den Heilungsprozess der Hornhaut stärker als Antibiotika vorantreiben. Forscher sehen vor, dass man nicht-infektiöse Fälle von Hornhautabnutzung mit der Säure behandelt.[36]

Für Kontaktlinsenträger ist HA ein ausgezeichnetes Schmiermittel.[37]

Während einer lasergestützten Hornhautoperation verbesserte der Gebrauch einer HA-Lösung auf den Augen des Patienten die klinischen Resultate in allen bekannten Fällen. Die Hornhautoberfläche war geschmeidiger.[38]

Zusammenfassend lässt sich formulieren, dass Hyaluronsäure ein zu gering genutztes und von Ärzten ignoriertes Produkt ist, welches sich bei vielen Patienten mit *„Fliegenden Mücken"*, Glaukomen, Netzhautablösung, Kurzsichtigkeit und trockenen Augen als hilfreich erwiesen hat.

HA-Augentropfen haben sich bei PC-Anwendern mit trockenen Augen gegenüber anderen Augentropfen als hervorragend erwiesen und sind als wirksam getestet worden.

Bibliographie

[1] Free Radical Biology Medicine, 1998, 24, S. 798-808.

[2] Medical Hypotheses, 1998, 51, S. 483-484.

[3] Z Gerontol, 1990, 23, S. 13-135.

[4] Investigative Ophthalmology, 1996, 37, S. 1360-1367.

[5] Current Eye Research, 1997, 16, S. 1069-1071.

[6] Z Gerontol, 1993, 26, S. 243-246.

[7] Z Gerontology, 1993, 26, S. 243-246.

[8] J Am Optometric Assoc, 1996, 67, S. 109-114.

[9] Experimental Eye Research, 1997, 64, S. 539-543.

[10] Investigative Ophthalmology, 1994, 35, S. 838-845.

[11] Experimental Eye Research, 1997, 64, S. 587-595.

[12] Biochemistry International, 1991, 25, S. 397-407.

[13] Albrecht Von Graefes Klin Exp Ophthalmology, 1975, 196, S. 187-197.

[14] Current Eye Research, 1994, 1994, 13, S. 505-512.

[15] Nippon Ganka Gakkai Zasshi, 1995, 99, S. 1342-1360.

[16] Retina, 1998, 18, S. 16-22.

[17] Intl Journal Biological Macromol, 1998, Jg.22, S. 17-22.

[18] Graefes Arch Clin Exp Ophthalmology, 1985, 223, S. 92-95.

[19] Internatl Journal Biological Macromolecules, 1998, Jg.22, S. 17-22.

[20]International Journal Biological Macromolecules, 1998, Jg.22, S. 17-22.

[21]Albrecht Von Graefes Klin Exp Ophthalmology, 1975, 196, S. 187-197.

[22]Ophthalmic Research, 1997, 29, S. 409-420.

[23]Photochemistry Photobiology, 2000, 72, S. 815-820.

[24]Archives Ophthalmology, 1993, 11, S. 963-967.

[25]Journal Cell Science, 2001, Jg.114, S. 199-205.

[26]Hollyfield, J.G.: Hyaluronon organization of the interphotoreceptor matrix of the retina. In: www.glycoforum.com.

[27]Ophthalmology, 1996, 96, S. 104-108.

[28]Mechanics Ageing Development, 1994, 77, S. 97-107.

[29]Acta Ophthalmologica, 1981, 59, S. 286-295.

[30]Ophthalmic Research, 1999, 31, S.:399-406.

[31]Investigative Ophthalmology Visual Science, 1994, 35, S. 2774-2782.

[32]Japanese Journal Ophthalmology, 1986, 30, S. 165-173.

[33]Experimental Eye Research, 1999, 68, S. 663-639.

[34]British Journal Ophthalmology, 2002, Jg.86, S. 181-184.

[35]Am Journal Ophthalmology, 1987, Jg.103, S. 194-197.

[36]Eye, 1998, 12, S. 829-833.

[37]Contact Lens Association Journal, 1995, 21, S. 261-264.

[38]Ophthalmology, 2001, 108, S. 1246-1260.

HA und Krebs

HA ist eine der vielversprechendsten Herangehensweisen an Krebstherapie und -vorsorge.

Jedoch gibt es im Internet viele Falschinformationen über HA und Krebs, wodurch manche Menschen verunsichert werden. Es existiert die falsche Annahme, dass HA Krebs verursacht oder sein Wachstum beschleunigt.

Hyaluronsäure hat in Hinsicht auf Krebs eine doppelte Natur.[1] Sie kann dafür sorgen, dass Tumorzellen in ihrem Entstehungsgebiet bleiben und somit zusätzliches Wachstum und eine weitere Verbreitung verhindern; ungefähr so, wie Mörtel einen Ziegel fixiert (Abb. A). Abgebaute HA jedoch, ermöglicht den Krebszellen, sich zu bewegen und in den Blutkreislauf einzudringen, um an einem anderen Ort des Körpers Kolonien (Metastasen) zu bilden (Abb. B).

Das Überleben hängt also davon ab, ob der Anfangstumor sozusagen „eingesperrt" werden kann. Bei einer ausbleibenden Verbreitung der Krebszellen ist ein tödliches Ende unwahrscheinlich. Tumore können zwar noch wachsen und Schmerzen verursachen, indem sie Druck auf Nerven ausüben; weitere Schäden hervorzurufen ist ihnen dann jedoch weitgehend unmöglich. In gesundem Gewebe sorgen Hyaluronsäure und Kollagen dafür, dass Krebszellen und Bakterien an ihrem Platz bleiben, eventuell sterben sie sogar ab. Aus diesem Grund muss HA und Kollagen im Körper erhalten werden.

HA ist eine der vielversprechendsten Herangehensweisen an Krebstherapie und -vorsorge.

Da das Bindegewebe sich wie Mörtel um einen Ziegel verhält, wird die Wanderung abnormaler Zellen untersagt. HA und Bindegewebe dienen daher als eine Barriere für die Ausbreitung von Tumoren (Abb. A).

Um sich zu verbreiten, müssen Tumorzellen um sich herum erst ausreichenden Platz zur Bewegung schaffen. Die Zellen haften aneinander. Für Zellen des Epithels, der oberen Schichten der Haut, des Mundes, des Magens, der Lunge und anderer Organe ist es einfacher, sich zu bewegen und zu wandern. Die Mehrheit aller Tumore beginnt im Epithel. Adhäsionsmoleküle, welche Zellen an ihrem Platz halten, fehlen in Krebszellen teilweise oder vollständig.

Zerfallene Hyaluronsäure kann sich an die Oberfläche von Tumorzellen anlagern und macht diese schlüpfrig, wodurch sie in der Lage sind, sich in andere Teile des Körpers zu verteilen.

Durch die Produktion von Enzymen wie Hyaluronidase und Metallproteinase bauen die Krebszellen die umliegende HA- und Kollagenbarriere ab.[2] Hyaluronidase ist das Enzym, welches in Schlangen- und Insektengiften für eine rasche Verbreitung im Körper sorgt. Es wird in Tumoren wie malignen Melanomen („schwarzer Hautkrebs"), Kolonkarzinomen (Dickdarmkrebs) und einigen Hirntumorarten vorgefunden.

Wenn die HA aufgrund von Röntgen-, Gamma-, oder Sonneneinstrahlung, viraler oder bakterieller Infektion oder einer Entzündung zersetzt wird, verliert das Bindegewebe seine Festigkeit und die existierenden Tumorzellen können die Gleitwirkung der wässrigen Hyaluronsäurebestandteile nutzen, um in andere Teile des Körpers zu gelangen. So steigt nach einer Dickdarmkrebsoperation die Wahrscheinlichkeit einer erneuten Erkrankung von 20 auf 80%, da die Menge an zerfallener HA im Tumor zunimmt.[3]

Einmal gelöst, kann eine Krebszelle in den Blutkreislauf oder das Lymphsystem gelangen. Deshalb entfernen Chirurgen bei einer Tumoroperation meist die umliegenden Lymphdrüsen mit; oft siedeln sich die krankhaften Zellen nämlich genau dort an. Einmal im Lymphsystem angekommen, sinkt die Aussicht auf Heilung erheblich.

Um es noch einmal klar zu stellen: Die natürliche Hyaluronsäure in gesundem Gewebe kann das Wachstum und die Verbreitung von Krebszellen nur erleichtern, wenn sie durch Enzyme wie Hyaluronidase oder Metallproteinasen zersetzt wird. Deshalb sind Hyaluronidase-Blocker wie eisenbindende Stoffe (OPC aus Traubenkernen, Phytinsäure IP6 aus Reiskleie) so wichtig. Hochdosiertes Vitamin C kann ebenfalls der Vorbeugung dienen, indem es die Produktion von Hyaluronidase hemmt.[4]

HA: Krebsbarriere

1986 behauptete O.J. Stone, dass HA und das gesamte Netz des Bindegewebes eine wichtige Barriere gegen Wachstum und Verbreitung von Tumoren ist. Stone schrieb, dass alles, was zur Erhaltung der Viskosität von HA beiträgt, die körperliche Tumorabwehr steigert, wohingegen Enzyme wie Hyaluronidase, angeregt durch Infektion oder Strahlung, Tumore fördern.[5]

Die Forschungsarbeit von Mary Helen Barcellos-Hoff (Abteilung für Biowissenschaft im *Lawrence Berkeley Laboratorium,* in Berkeley, Kalifornien) hilft, die Anti-Krebs-Eigenschaften von HA und Bindegewebe im Allgemeinen zu enthüllen.

Röntgenstrahlung ist als krebserregend bekannt, insbesondere im Brustgewebe. Sie zerstört Hyaluronsäure und Kollagene, also das Gewebenetzwerk, welches die Zellen umgibt.

In einem Tierexperiment wurde Stützgewebe, welches die Brustdrüse umgibt, schwacher Röntgenstrahlung ausgesetzt. Im Anschluss wurden unbestrahlte Brustdrüsenzellen in das Gewebe eingepflanzt. In diesen wurde daraufhin eine massive Zunahme von Tumoren festgestellt. Sie tauchten häufiger auf, wuchsen schneller und wurden größer, als Vergleichsmaßstab dienten unbestrahlte Tiere. Bei diesen produzierten nur 19% des unbestrahlten Bindegewebes kleine, seltenere Tumore. Dagegen lag die Tumorhäufigkeit im bestrahlten Bindegewebe bei 81% (größere und häufigere Tumore). Die Tumore in den ursprünglich gesunden Brustdrüsen, welche in das mit Röntgenstrahlung belastete Nachbargewebe eingepflanzt worden waren, wuchsen so schnell, dass nach sechs Wochen alle Drüsenzellen erkrankt waren! Zu diesem Zeitpunkt bildeten jedoch nur 39% der bestrahlten Brustdrüsen in gesundem Nachbargewebe kleinere Tumore aus, von denen sich einige sogar zurückentwickelten. Die Studie musste beendet werden, da am Ende der sechsten Woche alle strahlenbelasteten Brustdrüsenzellen Tumore aufwiesen. Wäre sie fortgeführt worden, wäre der Unterschied zwischen den beiden Gruppen, aufgrund der Zurückentwicklung der Tumore im gesunden Umgebungsgewebe, größer gewesen.

Vorher nahm man an, dass das umliegende Gewebe am Krebs unbeteiligt bleiben würde. Nun ist es offensichtlich, dass das zerstörte Umgebungsgewebe den ersten Tumorzellen eine weitere Verbreitung erlaubt. Wie Barcellos-Hoff sagt: *„In der Tat deutet vieles darauf hin, dass Krebs die physiologische Reaktion auf eine abnormale Umgebung ist."*

Studien haben gezeigt, dass sehr viele mutierte *„Vorkrebszellen"*, welche Krebs auslösen können, produziert werden. Davon entwickelt sich jedoch nur eine verhältnismäßig kleine Anzahl zu Tumoren. Die Aktivierung der Krebszellen scheint weitaus häufiger aufzutreten als die Krankheit sich tatsächlich entwickelt. Geringe Bestrahlung schädigt die umliegenden Zellen und begünstigt Tumore. Dieser Effekt hält für ca. 14 Tage an. Durch einen Wiederaufbau des Umgebungsgewebes können Tumore und vorkrebsartige Zellprozesse rückgängig gemacht werden, sogar wenn bereits abnormale und genetisch geschädigte Zellen existieren![6]

Barcellos-Hoff erwähnt, dass die Annahme, ionisierende Strahlung würde durch ihre Fähigkeit, die DNA zu schädigen, Krebs begünstigen, weit verbreitet ist. Ihre Experimente jedoch zeigen eindeutig, dass unbeschädigte Zellen in einem durch Strahlung geschädigten Umfeld Tumore in großer Anzahl ausbilden. Nach ihrer Annahme kann man Blocker entwickeln, die Tumorbewegungen und -ausbreitungen unterbinden.[7]

Barcellos Hoffs Forschung deutet darauf hin, dass Personen, die Röntgen- oder anderer Strahlung ausgesetzt sind, Kollagen und Hyaluronsäure durch die Einnahme von HA-Präparaten nachbilden sollten. Man muss die zweijährlich wiederholte Mammografie des weiblichen Brustgewebes daher in Frage stellen: Sie kann die Verbreitung von Tumorzellen auslösen.

Weitere Beweise für die krebshemmende Wirkung von HA kommen aus Japan. Forscher im Osaka Medical Center für Krebs, Herz- und Gefäßerkrankungen berichten, dass die Entfernung umliegender Gewebeschichten und Lymphdrüsen bei einem Bauchspeicheldrüsentumor die 5-Jahres-Überlebensrate von 8% auf 25% steigen ließ.[8] Für eine Krebsart mit einer gewöhnlich sehr hohen Sterblichkeit, stellt dies eine erstaunliche Verbesserung dar.

Barcellos Hoffs Forschung deutet darauf hin, dass Personen, die Röntgen- oder anderer Strahlung ausgesetzt sind, Kollagen und Hyaluronsäure durch die Einnahme von HA-Präparaten nachbilden sollten.

Hohe HA-Spiegel beugen einer Krebsvermehrung vor.

Hyaluronsäure wird das ganze Leben über produziert; am meisten in der frühen Kindheit und während einer Schwangerschaft, wo Krebserkrankungen nahezu nie eintreten. Da sie das angegriffene Gewebe heilen soll, wird in der Umgebung von Tumoren eine größere Mengen HA produziert. Die Einnahme von HA-Präparaten hat wenig mit diesen biologischen Phänomenen zu tun. Bei jeder Wunde im Körper produzieren sogenannte Fibroblasten zusätzliche Hyaluronsäure.

Eine aktuelle Studie, durchgeführt von finnischen Forschern, ermittelte die Rolle von HA bei Mundkrebs. *„Am Ende des Überwachungszeitraumes (durchschnittlich 52 Monate) waren 43% der Patienten aufgrund dieser Krebsart verstorben. Zwischen den Patienten mit verschieden hohem HA-Vorkommen im Gewebe wurden signifikante Unterschiede bezüglich allgemeiner und krankheitsfreier Überlebenschance gefunden. Die Reduzierung von HA ging mit einer geringen Überlebenschance einher. Diese Ergebnisse legen nahe, dass HA ein Marker (kein Krebserreger) für Mundkrebs ist."* Das bedeutet Folgendes: Wenn zu wenig Hyaluronsäure vorhanden ist, vermehrt sich der Tumor. Hohe HA-Vorkommen in Tumoren oder im Blut sind ein Anzeichen dafür, dass der Krebs das umliegende Gewebe zerstört. Dies verhält sich wie Feuerwehrmänner, die zu einem Brand gerufen werden: Sie sollen das Feuer löschen, nicht legen. Feuerwehrmänner werden mit einem Brand in Verbindung gebracht, sind jedoch nicht dessen Ursache.

Dies lässt sich am folgenden Beispiel nachvollziehen. Nehmen wir an, Ermittler wollen die Gründe für Unfälle mit Fußgängern im Kindesalter herausfinden. Sie sammeln Daten von allen Ereignissen, bei denen Kinder angefahren wurden und finden heraus, dass fast alle Kinder Turnschuhe trugen. Können wir behaupten, Turnschuhe würden die Unfälle auslösen? Sicherlich nicht, die Schuhe sind unbeteiligt. Ist HA bezogen auf Krebs also nur ein Unbeteiligter?

Es existiert folgende Studie. Finnische Forscher bemerkten, dass Hyaluronsäure in das Wachstum und den Fortschritt bösartiger Tumore involviert ist. Sie berichteten, dass *„ein großer Anteil der HA-positiven Zellen sichtbar mit starkem Tumorbefall und Ausweitung auf die Lymphknoten in Verbindung steht und dass dies mit niedriger Überlebenschance und einem Fortschritt des Krebses einhergeht."* Einem uninformierten Leser wird dies ziemlich schlimm erscheinen, nicht wahr? Achten sie darauf, dass der Report HA als *„involviert"* und *„in Verbindung stehend"* bezeichnet, jedoch nie erwähnt, dass HA eine Ursache für Tumore oder deren Bedenklichkeit wäre.[9] Wird bei einem Autounfall jemand aus dem Wagen geschleudert, sind die harten, geteerten Straßen für Verletzungen verantwortlich. Wir können jedoch nicht sagen, die Straßendecke hätte den Unfall ausgelöst.

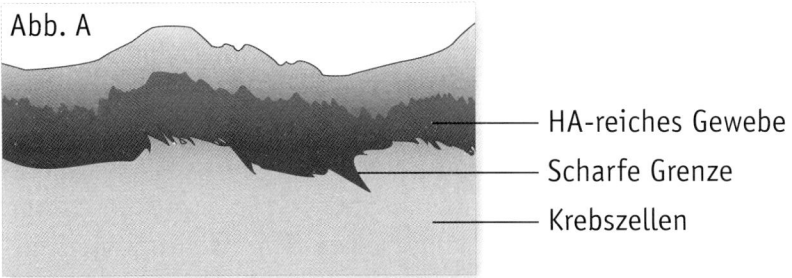

Abb. A

———— HA-reiches Gewebe
———— Scharfe Grenze
———— Krebszellen

Abb. A: HA-reiches (Brust-)Gewebe (dunkel) als wichtige Barriere gegen Wachstum und Verbreitung des Tumors (hell). Folge: Geringes Rückfall- und Sterberisiko.

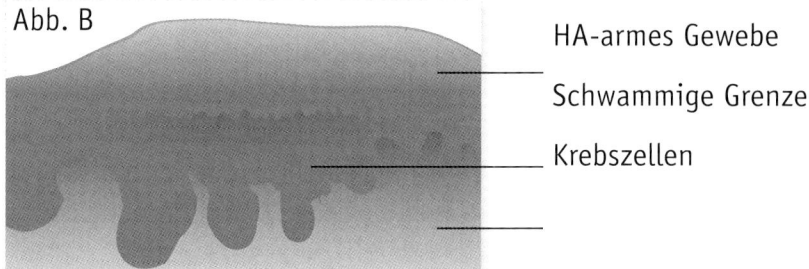

Abb. B

HA-armes Gewebe

Schwammige Grenze

Krebszellen

Abb. B: Schwaches und zerstreutes HA-Vorkommen (im Gewebe von Krebspatienten). Folge: Keine richtige Barriere. Tumor wächst und verbreitet sich einfacher. Höheres Rückfall- und Sterberisiko.

Eine aktuelle Studie untersuchte die Rolle verschiedener Teile des Bindegewebes (der Klebstoff zwischen benachbarten Zellen, wie Mörtel zwischen Ziegeln einer Mauer). Tumorgewebe von 86 Patienten mit Brustkrebs, welcher noch nicht im Lymphsystem verbreitet war, wurde durch Einfärbung untersucht: So konnten alle Komponenten identifiziert werden (Versican, Chondroitinsulfat, Tenascin, Hyaluronsäure).

Forscher im Hanson Institut in Adelaide, Australien, sagten: „Analysen zeigten, dass ein erhöhter Versicanspiegel bei der untersuchten Gruppe ein größeres Rückfallrisiko andeutete. Erhöhte Tenascinmengen waren ein Anzeichen für eine höhere Sterblichkeit, [...] weder Chondroitin noch Hyaluronsäure zeigten in diesem Versuch einen Ausgang der Krankheit an."[10]

Auf Abb. A sind verschiedene vergrößerte Aufnahmen zu sehen. Die dunkleren Bereiche zeigen eine hohe HA-Konzentration in den Tumorzellen an. Weiterhin fanden die Forscher heraus, dass „bei Krebspatienten mit einem schwachen und zerstreuten HA-Vorkommen ein Rückfall und ein tödliches Ende bedeutend wahrscheinlicher waren."[11] Wie angenommen, waren die Bereiche mit wenig HA (schwache Färbung) die Orte, an denen der Krebs fortschritt (Abb. B).

Wenn Hyaluronsäure ein angeblicher Krebserreger ist, warum findet es dann – mit anderen Molekülen zusammen – in der Krebsbehandlung Anwendung? Italienische Forscher bezeichnen HA, kombiniert mit anderen Verbindungen, als „vielversprechend" und machen es für den Stopp des Wachstums von Tumorzellen verantwortlich.[12]

HA wird in Experimenten zur Krebsbekämpfung eingesetzt: Mit großem Erfolg. Ein alternativer Mediziner sagt, dass HA, hinzugefügt zu anderen intravenösen Verbindungen, die Effektivität der Krebsbekämpfung steigert.

Die folgende Studie zeigt, dass Hyaluronidase, welche für den HA-Abbau verantwortlich ist, die Verbreitung von Krebs erleichtert. Es wird zitiert: *„Hyaluronidase baut Hyaluronsäure ab, wodurch Metastasen begünstigt werden. Daher ist HA sowohl ein unabhängiger prognostischer Anzeiger für den Fortschritt des Prostatakrebses, als auch ein Biomarker für Blasenkrebs."* Eine Hemmung der Hyaluronidase-Produktion verringerte das Tumorwachstum um das 4- bis 7-fache.[13]

Pharmazeuten benutzen HA um Krebszellen anzusteuern: Es bindet sich nämlich an genau diese. Sofern es von anderen Anti-Krebspräparaten begleitet wird, kann es die krankhaften Zellen sogar zerstören.[14]

Forscher in Italien benutzten Hyaluronsäure verbunden mit Buttersäure zur Krebstherapie. Die Studie zeigte, dass 87 bis 100% der Tiere durch diese Behandlung metastasenfrei waren. Somit ist die Behandlungsmethode zehnmal effektiver als ohne HA.[15]

Injiziert man Hyaluronsäure in Ratten mit Leberkrebs, zielt es auf die Krebszellen und bindet sich an sie. Eine Vorbehandlung mit Chondroitinsulfat intensiviert diesen Effekt. Dies bedeutet, dass HA bei Medikamenten zur selektiven Ansteuerung von Krebszellen eingesetzt werden kann.[16] Es gibt ein Adhäsionsmolekül, welches für die Anziehung zwischen Krebszellen und HA sorgt. HA ist ein Abfangjäger für wandernde Krebszellen. Pharmazeutiker haben HA erfolgreich mit einem Anti-Krebsmittel namens Taxol kombiniert. Dies hilft dem Wirkstoff, die Krebszellen anzusteuern.[17]

Andere Methoden, die Zellen anzusteuern – so zum Beispiel durch monoklonale (auf einen Erreger spezialisierte) Antikörper – schlugen fehl, da diese nur das Äußere der Zellen ansteuerten, jedoch nicht in diese eindrangen und sie zerstörten. Da Krebszellen die HA-Rezeptoren zu ihrer eigenen Verbreitung nutzen, kann ein Krebsmedikament mit Hyaluronsäure die kanzerogenen Zellen gezielt ansteuern. Der Wirkstoff allein wäre dazu nicht in der Lage.[18]

Da kein Unternehmen, das orale HA-Präparate herstellt, behaupten kann, seine Produkte würden Krebs heilen, verhindern oder anzeigen, sollen die aufgeführten Zitate den unbegründeten Glauben, oral verabreichte HA-Medikamente würden Krebs auslösen, ausräumen.

HA fängt Krebszellen ab

Was passiert, wenn Menschen mit Krebszellen im Blut, orale HA-Präparate einnehmen? Die HA wird sich an die wandernden Tumorzellen haften und sie aus dem Körper entfernen. Dazu ist Hyaluronsäure mit einer geringen Molekülmasse nötig. Der folgende Zeitungsausschnitt erklärt diese Entdeckung.

Dieser Auszug stammt aus der Winnipeg Free Press,
Samstag, 15. Juli 1995:

Neue Krebserkenntnisse bejubelt

Kanadische Forscher heilen Mäuse,
Entdeckung zieht weltweite Aufmerksamkeit auf sich

Von Bill Redskop (Stammreporter)

Wissenschaftler in der kanadischen Provinz Manitoba haben herausgefunden, wie sie das Krebswachstum in Mäusen stoppen können: Sie deaktivierten den *„Orientierungssinn"* der Krebszelle.

Vor Tests bei Menschen werden die Tierversuche noch ungefähr 2 Jahre andauern. Die, als großer Durchbruch in der Krebsforschung gefeierte Behandlung, basiert darauf, die RHAMM (Rezeptoren für die Bewegung mit Hilfe von Hyaluronsäure) zu deaktivieren. Rezeptoren sitzen auf der Zelloberfläche und sind deren *„Augen und Ohren"*. Als die Forscher durch Genmanipulation diese Sinne ausschalteten, wurden die Zellen passiv und stellten ihr Wachstum ein. Noch erstaunender ist der Fakt, dass die rezeptorlosen Krebszellen sich bald wieder zu normalen Zellen zurückentwickelten. *„Wenn man die Krebszellen blendet, sterben sie einfach ab,"* so Dr. Arnold Greenberg, einer der drei Molekularbiologen des Forschungsteams. *„Es überraschte uns und jeden anderen, der es sah."*

„Die Forscher hätten das nie gedacht. Es ist ziemlich neu," sagte Gruppenleiterin Dr. Eva Turley, die die RHAMM Rezeptoren vor drei Jahren entdeckt hatte. Turley, 45 Jahre, ist in der letzten Zeit um die Welt gereist und hat ihre Entdeckungen mit anderen Wissenschaftlern geteilt. *„Als ich in Colorado einen Vortrag hielt, war ich der letzte Sprecher. Alle waren unruhig und sprachen über*

Skifahren. Nachdem ich geendet hatte, war völlige Stille," sagte Turley, die an der Universität von Manitoba Mikrobiologin ist. Sie bemerkte, dass sie nur ein Gen namens *„ras",* welches für lediglich 20 bis 30 Prozent der Krebsarten verantwortlich ist, untersucht haben. Außerdem wurden die Tests bisher nur bei Mäusen durchgeführt. Theoretisch jedoch, dürfte das Verfahren mit hohen HA-Konzentrationen – Zellen benutzen normalerweise nur geringe Mengen – auch bei Menschen funktionieren, sagte sie.

Weiterhin wies sie darauf hin, dass man hofft, dass die Entdeckungen bald eine biotechnische Behandlung von Krebs erlauben. Diese würde effektiver und ohne die schädlichen Nebenwirkungen der Chemotherapie sein. Turley bezeichnet ihre Reisen und die ihr zuteil gewordene Aufmerksamkeit als überwältigend.

Die Entdeckung wurde erst vor kurzem in einer Ausgabe von *Cell Magazine,* der berühmtesten Biomedizin-Zeitung der Welt, veröffentlicht.

Blockieren der Krebsrezeptoren

Die *Winnipeg Free Press* in Kanada berichtete am 15. Juli 1995 von einem aufsehenerregenden Ereignis. Der Artikel sagte, dass Forscher aus Manitoba eine Möglichkeit gefunden haben, Krebs in Mäusen zu stoppen, indem sie die Sinne der Zelle deaktivieren. Sensoren auf der Zelloberfläche (Rezeptoren genannt) können komplett ausgeschaltet werden und blockieren damit die Verbreitung des Tumors. Nachdem das Krebsrisiko gesunken ist, kehren die Rezeptoren wieder in den Ausgangszustand zurück. Es ist, als würde man der Zelle Augenklappen überziehen. Einmal erblindet, stirbt die Tumorzelle ab.[19]

Um Krebs zu verbreiten, ist es notwendig, dass die Zellen in der Lage sind, sich zu befreien und zu wandern. Dazu muss der Klebstoff, welcher die Zellen zusammenhält, nachgeben und das umliegende Bindegewebe muss weich werden, sodass die Krebszelle es durchwandern kann. Wandernde Tumorzellen stimulieren die Wirtszelle zur Hyaluronsäure-Produktion. Die metastasierende Zelle hat einen Rezeptor *(„Parkplatz")* für HA, der andere Krebszellen anzieht. Da diese aber nicht zu einem Tumor gehören, setzt die zirkulierende HA sie außer Betrieb. Hyaluronsäure ist ein Magnet für wandernde Krebszellen. Kleine Formen von HA für solche Aufgaben sind bereits in der Entwicklung. Die kurze HA bindet Tumorzellen und verhindert, dass diese sich an normale Zellen heften. Die Metastasierung ist unterbrochen.

HA und ihre Andockstationen (CD44 Rezeptoren) können Wachstum und Größe einiger Tumorarten begünstigen. Ketten (Oligomere genannt) von 5 bis 6 wiederkehrenden Disacchariden sind in der Lage, das Tumorwachstum einzudämmen.

HA eignet sich ideal zur Krebsbekämpfung: Sie ist im Körper vorhanden, ungiftig und kann aus tierischem Gewebe hergestellt werden.[20]

Künstliche Hyaluronsäureketten könnten in den Körper gebracht werden, um Zellrezeptoren (genannt CD44 und RHAMM) zu binden und die natürliche HA zu unterstützen. Um dies zu überprüfen, wurde HA mit kleinen osmotischen Pumpen an Tumore in Tieren verabreicht. Das Wachstum der Tumore konnte in einem Zeitraum von 7 bis 14 Tagen mit einem Einsatz von nur 0.5 Mikrogramm HA um ungefähr 80% verringert werden.[21]

Dr. David C. Baker, Professor für Organische Chemie an der Universität von Tennessee, führte eine Forschung mit kurzer HA geringer Molekülmasse durch: Sie stoppt Metastasen in Mäusen sofort. Kurzkettige HA zieht wandernde Krebszellen an und macht sie unschädlich. Stellen Sie sich ein ausgeklügeltes Raketenabwehrsystem vor, bei dem ankommende Raketen (Tumorzellen) sofort von der Hyaluronsäure abgefangen werden, bevor sie an einem anderen Ort einen Tumor bilden können.

Während zersetzte HA den Tumorzellen eine Fortbewegung ermöglicht, funktioniert die kurzkettige und leichte Version der Säure wie ein Magnet, welcher die zirkulierenden Tumorzellen anzieht und die Verbreitung vollkommen eindämmt. Mit kurzkettiger Hyaluronsäure wurde bei Tieren 90 bis 100% Krebshemmung erreicht. Es wurde keine Giftigkeit beobachtet.[22]

Hyaluronidase und Krebs

Da es HA zerstört, wurde das Enzym Hyaluronidase als einer der *„molekularen Saboteure"* bezeichnet.[23] Wachstum und Verbreitung von Tumoren hängt vollkommen von der Bildung neuer Blutgefäße ab. Der Prozess beginnt mit dem körpereigenem Gift Hyaluronidase und der Einleitung der Bildung neuer Blutgefäße in Tumorzellen. Hyaluronidase-Hemmer können die Angiogenese (Entstehung neuer Blutgefäße) blockieren.[23]

In Prostatatumoren ist eine große Menge des HA-abbauenden Enzyms (Hyaluronidase) vorhanden. Hochgradige Tumore haben bis zu 20 mal mehr von diesem Enzym als kleinere.[24]

Bei Krebspatienten mit hohem *Gleason-Score* (Ausmaß des Krebsbefalls) werden höhere Hyaluronidasespiegel beobachtet. Das Auftreten eines Prostatatumors außerhalb der Prostata wurde in 83% der Fälle gefunden, wobei dies nicht zutraf, wenn Tumore lokal blieben.[25]

Höhere Hyaluronidasemengen im Körper hängen mit sich verbreitendem Brustkrebs zusammen.[26] Das Ausmaß des Brustkrebs steht direkt mit einem gehobenen Hyaluronidasespiegel in Verbindung: Gegenüber gesundem, wies krebskrankes Brustgewebe 4fach höhere Werte auf.[26] Bei Mäusen, denen Melanomzellen implantiert wurden, zeigte die Verabreichung von Hyaluronidase vor dem eigentlichen Krebsmedikament (Vinblastin) sichtbare Anti-Tumor-Effekte. Hyaluronidase selbst hat das Tumorwachstum nicht erhöht.[27]

Einige Stoffe blockieren Hyaluronidase und Angiogenese (Bildung neuer Blutgefäße) völlig. Ein Bericht über die Fortschritte der *National Academy of Sciences* sagt: *„Einige Hyaluronidase-Hemmer sind bereits verfügbar."*[28]

Zum Beispiel wurde bei Nagetieren gezeigt, dass eine sehr geringe Dosis von Bioflavonoiden des grünen Tees – im Trinkwasser verabreicht – dem Wachstum und der Ausbreitung von Darmkrebs vorbeugte.[29] Ein Patient mit Lungenkrebs im Frühstadium wurde erfolgreich mit einem Hyaluronidase-Hemmer behandelt.[30]

Hyaluronidase zur Behandlung von Krebs

Die doppelte Natur von HA und Hyaluronidase ist verwirrend. HA kann die Verbreitung von Tumoren sowohl verhindern, als auch fördern. (Erinnern Sie sich an die Tumorzellen, die HA als *„molekulare Roller-Skates"* benutzen, um an andere Orte innerhalb des Körpers zu gelangen.)

Es ist wichtig, die doppelte Rolle von HA und seinem Abbauenzym Hyaluronidase zu verstehen. Eine Studie besagt Folgendes: *„Paradoxerweise sind sowohl Hyaluronsäure als auch Hyaluronidase an bösartiger Entwicklung und Krebsfortschritt* *beteiligt.“* Deren Funktionsmechanismen sind noch nicht vollkommen klar.[31]

So widersprüchlich es scheinen mag, Hyaluronidase kann zur Behandlung von Krebs eingesetzt werden. Da HA Wasser bindet, kann dessen Überproduktion Räume um die Zelle herum öffnen und vergrößern, sodass die Krebszellen einen Weg finden, das umliegende Gewebe zu infiltrieren. Hyaluronidase ist ein Enzym, welches HA abbaut und diesen Mechanismus zerstört. In Studien, bei denen menschliche Brustkrebszellen Tieren implantiert wurden, lies intravenöse Hyaluronidase die Tumore innerhalb von 4 Tagen auf die halbe Größe schrumpfen.[32] Österreichische Ärzte haben bei der Behandlung von Kindern mit Hirntumoren mit Hilfe von Hyaluronidase sensationelle Erfolge erzielt.[33]

Hyaluronidase wird erfolgreich zum HA-Abbau eingesetzt, sodass die Wirkstoffe der Anti-Krebs-Medikamente in die Gehirnbereiche gelangen, in denen sich die Tumore befinden. Kinder, die Hyaluronidase plus Chemotherapie erhielten, hatten weniger Probleme und Rückfälle.[33] Hyaluronidase ist nur als Medikament, nicht als Nahrungsmittelzusatz erhältlich.

Krebs und Blutspiegel von HA

Onkologen haben versucht, HA im Blutserum als Marker für Tumore zu messen. Es ist jedoch ziemlich unzuverlässig, da der Spiegel erst im Spätstadium der Krankheit bedeutend ansteigt. Man könnte meinen, da Tumore Bindegewebe zerstören, müsste mehr HA in den Blutkreislauf gelangen. Die Menge im Blut ist aber nicht bei allen Tumorarten erhöht.

Bei Patienten mit Sarkomen, Lymphomen, Hirntumoren, Brustkarzinomen und anderen Malignomen konnte keine Erhöhung der Konzentration der Hyaluronsäure im Blut festgestellt werden; dagegen war sie bei Patienten mit Mesotheliomen, einer Lungenkrebsart, 5-fach erhöht.[34] Hohe HA-Spiegel wurden ebenfalls bei Wilms-Tumoren gefunden.[35] Blasenkrebs kann manchmal durch hohe HA-Mengen in einer Blutprobe entdeckt werden.

Krebs und die Länge der Hyaluronsäure

Die Pionierarbeit von Eva A. Turley und ihren Kollegen am *London Regional Cancer Center* der Universität von West Ontario in Kanada zeigt, dass die Größe und Konzentration der HA ihre Fähigkeit, Tumore zu hemmen, bestimmt. Kleine Bruchteile der Säure begünstigen die Bildung neuer Blutgefäße. Diese Spaltprodukte werden beim Abbau durch Hyaluronidase gebildet.[36] HA mit einem hohen Molekulargewicht verhindert die Entstehung neuer Blutgefäße, während kürzere Hyaluronsäure die Wanderung von Tumorzellen unterstützen kann.[37] Der HA-Abbau, durch den kurzkettige Säure mit einer Länge von 2.000-8.000 Daltons oder 4 bis 25 Disacchariden entsteht, stimuliert die Vermehrung und Wanderung von Endothelzellen.[38] Die kurzen Hyaluronsäurefragmente sind Abbauprodukte der HA.[39]

Bitte lassen Sie sich nicht zu einer falschen Schlussfolgerung verleiten. Man sollte die kurzkettige HA mit geringem Molekulargewicht, welche normalerweise in Tumornähe produziert wird und dessen Wachstum erleichtert, nicht mit der zweiten verwechseln: Diese HA, ebenfalls kurzkettig und mit geringer Molekülmasse, wird injiziert oder oral eingenommen, um wandernde Tumorzellen abzufangen. In der Umgebung eines Tumors hilft die kurzkettige Hyaluronsäure also, Krebszellen zu verbreiten, während sie diese im Blutkreislauf abfängt. Einige Forscher haben diese Fakten durcheinandergebracht und irrtümlicherweise von der Einnahme oraler HA-Präparate abgeraten.

Eisen, Chelate und Krebs

Handelsübliche, gereinigte HA enthält bedeutende Mengen an Eisen. Zusätzliches Eisen löst einen Säureabbau aus. Ascorbinsäure verändert das Eisen (Fe^{3+} to Fe^{2+}) und zerlegt deshalb ebenfalls Hyaluronsäure. Eisenchelate stoppen den Abbau.[40] Deshalb ist es wichtig, Metallchelatoren und HA zur Krebsbekämpfung zu verbinden.

In einer Studie, durchgeführt vom *Center for Food Safety and Applied Nutrition der Food & Drug Administration,* wurde Phytinsäure (IP6) als erstklassiger ungiftiger Metallchelator getestet; andere Chelatoren waren potentiell giftig.[41]

Krebsarten und HA

Brustkrebs

Eine bemerkenswerte Forschungsarbeit über oral verabreichtes Chondroitinsulfat, welches die HA-Produktion im Körper anregt, zeigt, dass die Tumore bei Tieren völlig gehemmt wurden. Bei weiblichen Mäusen verringerte der Stoff die Häufigkeit, das Auftreten und die Größe der Tumore.

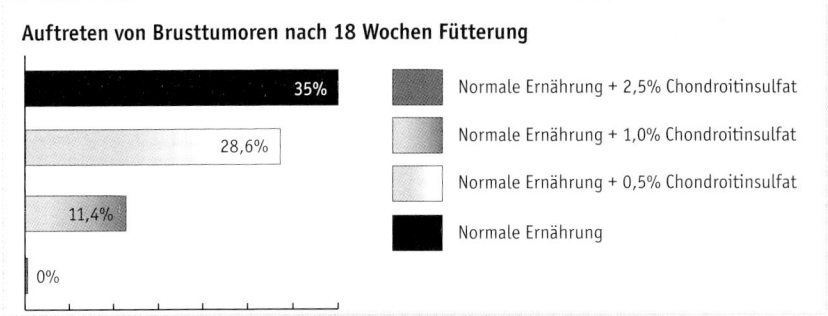

Morrison LM, Schjeide OA, Coronary Heart Disease and the Mucopolysaccharides (glycosaminoglycans), Charles C Thomas, Springfield, Ill, 1974.

Weibliche Hormone beeinflussen die HA- und Kollagenproduktion in den Brustdrüsen. Bei Nagetieren veranlasste gemeinsam verabreichtes Östrogen und Progesteron höhere Spiegel von Chondroitinsulfat, HA und Herparinsulfat. Östrogen allein sorgt für mehr HA, während Progesteron nur die Konzentration an Chondroitinsulfat steigert. Bei Tieren, denen die Eierstöcke entfernt wurden, ließ Progesteron – allein oder in Verbindung mit Östrogen – den HA-Spiegel sinken.[42]

Bei Brustkrebspatienten konnte kein erhöhtes Vorkommen von Hyaluronsäure im Blut festgestellt werden.[43]

Blasenkrebs und HA

HA steht mit Blasenkrebs in Verbindung. Hohe HA- (2,5 bis 6,5-fach) und hohe Hyaluronidase-Konzentrationen (3 bis 7-fach) sind im Urin von Blasenkrebspatienten vorzufinden. Messungen der vorkommenden Mengen dieser beiden Stoffe im Blut könnten helfen, Blasenkrebs zu diagnostizieren.[44]

Hyaluronidase-Spiegel sind bei mittlerem bis schwerem Blasenkrebs um das 5 bis 7-fache erhöht.[45] Das HA- und Hyaluronidase-Vorkommen im Urin lässt auf die Existenz eines Blasentumors schließen.[46]

In Kanada hat Bioniche Life Science, Inc. die Lizenz zur Nutzung von Cystistat (Hyaluronsäure) in Europa erworben. Es wird zur Behandlung von Strahlenzystitis, Zystitis als Folge einer Wunde oder Infektion und bei Krebstumoren eingesetzt. Cystistat injiziert man direkt in die Blase, wo es beim Wiederaufbau von Gewebe hilft.[47]

Prostatakrebs und HA

Bei einem Prostatatumor wird in den Krebszellen ein bis zu 8-fach erhöhter HA-Spiegel nachgewiesen.[48] Die Tumorzellen gehen oft in das Knochenmark über. Eine gesteigerte HA-Konzentration führt offenbar zu einer erhöhten Adhäsion der Tumorzellen an den Knochen.[49]

Hautkrebs und HA

In der Haut bleibt HA nur einen Tag erhalten, im Knorpel dagegen für mehrere. Die *Hyal Pharmaceutical Corporation* hat für ihr Produkt ein Patent erhalten. Es kombiniert HA und entzündungshemmende Wirkstoffe zur Behandlung von aktinischer Keratose, sonnengeschädigter Haut.[50]

Der Haiknorpel-Irrtum

Da Hyaluronsäure in Kollagen (Knorpel) vorkommt, wird sie manchmal mit Haiknorpel verwechselt, welcher sich für die Krebsbehandlung als Misserfolg erwies. Die Beobachtung, dass Tumore im Knorpelgewebe nicht wachsen, führte zur Idee, dass oral eingenommener Haiknorpel zur Behandlung von Krebs dienen könnte. Als Zusatz in Tiernahrung verwendet, zeigte sich, dass das Tumorwachstum verzögert, der Fortschritt jedoch nicht aufgehalten wurde.[51] Knorpelgewebe enthält keinerlei Blutgefäße und ist deshalb eisenarm. Es verhindert die Bildung neuer Blutgefäße, welche für ein Wachsen des Tumors benötigt werden. In klinischen Tests wurde es nicht als hilfreich bewiesen.[52]

Zusammenfassung

Allgemein lässt sich formulieren, dass die beste HA-bezogene Maßnahme zur Krebsvorbeugung schlicht darin besteht, dessen Abbau zu verhindern. Dies hält die krebsartig veränderten Zellen an Ort und Stelle und unterbindet deren Wachstum und Verbreitung.

Weiterhin verhindert Hyaluronsäure die Entwicklung neuer Blutgefäße (Angiogenese), welche den Tumor mit Nährstoffen für sein Wachstum versorgen.

Natürliche Eisenchelatoren wie Bioflavonoide (Extrakte aus Traubenkernen, Blaubeeren, Moosbeeren, Kirschen, Mariendistel, Ginkgo, grünem Tee, Quercetin, Rutin und andere), IP6 Reiskleie-Extrakt oder Echinacea können mit der Nahrung oder mit Ergänzungsstoffen aufgenommen werden. Sie hemmen die Produktion von Hyaluronidase, dem Enzym, das Hyaluronsäure abbaut.

Hat das Krebswachstum und die Verbreitung einmal begonnen, kann oral eingenommene, kurzkettige HA dabei helfen, wandernde Tumorzellen auszuschalten.

Um Krebszellen anzusteuern und die Effektivität des Medikaments zu erhöhen, kann HA auch in Verbindung mit anderen Krebspräparaten zum Einsatz kommen.

Der Einsatz von Hyaluronsäure zur Behandlung von Krebs sollte unter ärztlicher Überwachung erfolgen.

Die wichtigste Gegenanzeige bei der Anwendung von HA ist das Auftreten eines Lymphödems (Anschwellen der Beine). Krebsbehandlungen können die Entstehung eines Lymphödems fördern, da durch orale HA-Präparate die Lymphe verdickt.

Bibliographie

[1] European Journal Cancer, 2001, Jg.37, S. 849-856.
[2] Int J Cancer, March 12, 2002.
[3] Cancer Research, 1998, 58, S.342-347.
[4] Alternative Medicine Review, 1998, 3, S. 174-186.

[5] Medical Hypotheses, 1986, 20, S. 117-124.

[6] Cancer Research, 2000, 60, S. 1254-1260.

[7] Journal Mammary Gland Biology Neoplasia, 1998, Jg.3, S. 165-175.

[8] Gan To Kagaku Ryoho, 2002, 29, S. 364-369.

[9] Br J Cancer, 1999, Jg.79, S.113-1138.

[10] Clinical Cancer Research, 2004, 10, S. 2491-2498.

[11] Oral Oncology, 2004, 40, S.257-263.

[12] Investigative New Drugs, 2004, 22, S. 207-217. American Society Clinical Oncology Meeting, 2002.

[13] Cancer Research, 2005, 65, S. 7782-7789.

[14] Bioorganization Medicinal Chemistry, 2005, 13, S. 5043-5054.

[15] Anticancer Drugs, 2005, 16, S. 373-379.

[16] Glycoconjugation Journal, 1998, Jg.15, S. 935-939.

[17] Biomarcomolecules, 2000, 1, S. 208-218.

[18] Pharmaceutical Research, April 2002, Volume 19.

[19] Winnipeg Free Press, July 15, 1995.

[20] International Journal Cancer, 1998, Jg.77, S. 396-401.

[21] New Frontiers in Medical Sciences: Redefining Hyaluronan. In: Elsevier Science, 2000, S. 51-62.

[22] Baker, D. C.: U of Tennessee.

[23] Proceedings Natl Academy Sciences, 1996, 93, S. 7832-7837.

[24] Cancer Research, 1996, 56, S. 651-657.

[25] Oncology Reports, 1999, 6, S. 1431-1433.

[26] Oncology Reports, 1999, 6, S. 607-609.

[27] Journal Cancer Research Clinical Oncology, 1995, Jg.121, S. 193-202.

[28] Proceedings National Academy Sciences, 1996, 93, S. 7832-7837.

[29]Japanese Journal Cancer Research, 1993, Jg.84, S. 1007-1009.

[30]Japanese Journal Clinical Oncology, 1977, Jg.7, S. 85-92.

[31]Cancer Letters, 2001, 163, S. 95-101.

[32]Stern, R.: Univ. Calif. San Francisco.

[33]Cancer Letters, 1998, 131, S. 101-108.

[34]Cancer, 1988, 62, S. 326-330.

[35]Annals Medicine, 1996, 28, S. 241-253.

[36]Cancer Letters, 1998, 131, S. 21-27.

[37]International Journal Cancer, 1995, Jg.60, S. 632-636.

[38]New Frontiers in Medical Sciences: Redefining Hyaluronan. In: Elsevier Science, 2000, S. 77-86 Science, 1985, 228, S. 1324-1326.

[39]CIBA Foundation Symposium, 1989, 143, S. 187-201.

[40]Journal Inorganic Biochemistry, 1981, Jg.14, S.127-134.

[41]Environmental & Molecular Mutagenesis, 2001, 38, S. 347-356.

[42]Acta Physiologica Scandinavia, 2000, 168, S. 385-392.

[43]Int J Cancer, 1992, Jg.52, S. 873-876.

[44]Journal Urology , 2000, Jg.163, S. 348-356. Urologe, 2001, 40, S.121-126.

[45]Cancer Letters, 1998, 131, S. 21-27.

[46]Miami Nature Biotechnology Short Reports. In: The Scientific World 106SR, 2001.

[47]Doctor's Guide, Sept. 7, 2000.

[48]Journal Biological Chemistry, 2001, Jg.276, S. 11922-11932.

[49]Journal Biological Chemistry, 2001, Jg.276, S. 17949-17957.

[50]Doctor's Guide, Jan. 21, 1997.

[51]Anticancer Research, 2001, 21, S. 10565-10569. 52 Biol Pharm Bulletin, 2001, 24, S. 1097-1101. Cancer, 2005, 104, S.176-182.

HA von A-Z Hyaluronsäure, verschiedene Gewebearten und Erkrankungen des Körpers

Hyaluronsäure spielt bei einer Vielzahl gesundheitlicher Probleme eine vorbeugende oder therapeutische Rolle. Hier ist ein alphabetisches Verzeichnis.

Allergie

Wie Sie bereits wissen, fördert Chondroitinsulfat die natürliche Hyaluronsäure-Produktion des Körpers. Als Nahrungszusatz verhindert es die Abgabe von Mastzellen, welche die Auslöser für allergische Reaktionen sind. Chondroitinsulfat hemmt Mastzellen stärker als die Medikamente, die sonst zur Behandlung von Allergien eingesetzt werden.[1]

Amyotrophe Lateralsklerose

Menschen mit amyotropher Lateralsklerose weisen ungewöhnlich hohe HA-Spiegel auf.[2]

Bandscheibenerkrankungen

Bandscheiben, die Rückenschmerzen verursachen, weisen weniger HA, Chondroitinsulfat und Wassergehalt auf.[3] Nach einem Bandscheibenvorfall sinkt der HA-Anteil in diesen erheblich.[4]

Basedowsche Erkrankung (Morbus Basedow)

Bei der Basedowschen Erkrankung sind im Auge abnormale Kollagenablagerungen (HA, Chondroitinsulfat) vorhanden, was deren Hervortreten führen kann.[5]

Blase

Zystitis ist eine schmerzvolle Erkrankung der Blase, welche durch häufigen Harndrang, Schmerzen und nächtliches Wasserlassen charakterisiert ist. Es tritt bei Frauen häufiger als bei Männern auf. Bei 100.000 Frauen werden zwischen 8 und 60 Fällen gemeldet. Stress, einige Nahrungsmittel, sowie monatliche Hormonspiegel können die Symptome verschlimmern. Die Krankheit wird oft von gesundheitlichen Problemen wie Allergien, Reizdarm oder Migräne begleitet.[6]

Bei Tieren, wo Zystitis chemisch erzeugt wurde, haben HA-Injektionen zu einer Verbesserung der Blasenkapazität geführt.[7] Interstitielle Zystitis ist eine Blasenentzündung unbekannter Herkunft. Eine der Behandlungsmethoden sieht Cystistat, also Hyaluronsäure, vor. Bei einer kanadischen Studie mit 25 Patienten, die an interstitieller Zystitis erkrankt waren, wurden 4 Wochen lang 40 mg HA wöchentlich, danach monatlich, in die Blase injiziert. In der zwölften Woche berichteten 71% der Patienten von teilweisem oder völligem Rückgang.[8]

HA hilft ebenfalls Kindern mit abnormalem Urinfluss. Bei Fällen von vesikorenalem Reflux fließt ein Teil des Urins der Blase über den Harnleiter zurück in die Nieren. Dies taucht bei Kindern meistens nach einer Harninfektion auf und kann später wieder verschwinden. In einer in Schweden durchgeführten Studie, wurde Hyaluronsäure in die Blase gespritzt. Von den 228 mit HA behandelten Kindern, erlebten 221 eine Verbesserung. Bei mehr als 80% konnte auf einen Eingriff verzichtet werden.[9]

Blut

Sowohl HA als auch Chondroitinsulfat reduzieren die Gerinnungszeit durch Bindung mit Fibrinogen um das 3 bis 10-fache.[10] HA mit hohem Molekulargewicht bindet sich an Fibrinogen, einen Gerinnungsstoff, besser als an solches mit niedrigerem Gewicht.[11]

Da Hyaluronsäure durch eine erhöhte Fibrinogenproduktion die Gerinnungszeit des Blutes verringert, könnte sie möglicherweise bei Störungen der Blutgerinnung zu deren Behebung führen.[12]

Ungewöhnlich hohe HA-Spiegel machen das Blut möglicherweise sehr dickflüssig oder lassen es gerinnen. Dies wurde bei einigen Krebspatienten beobachtet: Deren Tumore verursachen Gewebeschäden, wodurch mehr HA in den Blutkreislauf gelangt.[13]

Blutgefäße

HA und Angioplastie

Angioplastie wurde seit seiner Einführung im Jahre 1979 zur Behandlung von Arterienablagerungen bekannt. In die Arterien werden Instrumente zum Entfernen von Ablagerungen und Verstopfungen eingeführt. Die unmittelbare Erfolgsrate liegt bei 95%. Unglücklicherweise aber verengen sich die Blutgefäße in den folgenden 6 Monaten um ca. 30 bis 40%. Forscher in Frankreich fanden heraus, dass HA sich nach einer Operation nicht immer an die Arterienwand binden kann: Dies ist der eigentliche Fehler der Angioplastie. Die Arterienwände von Tieren, bei denen man angioplastische Maßnahmen ergriffen hat, wurden mit HA versorgt. Die Hyaluronsäure kann sich anstatt der weißen Blutkörperchen (Leukozyten), welche ansonsten Heilung und

Wiederaufbau behindern, an die Arterie binden. Die Forscher folgerten, dass HA „*Grund zur Hoffnung*" bezüglich der Vorbeugung erneut verengter Blutgefäße nach angioplastischen Maßnahmen bietet.[14]

Manchmal wird ein „*Stent*" oder eine rostfreie Stahlunterstützung implantiert. Diese soll ein Kollabieren der Blutgefäße verhindern, zieht aber unglücklicherweise Blutplättchen an und führt so zu einem Blutgerinnsel. In Laborexperimenten verhindern „*Stents*" mit einer HA-Ummantelung die Ausbildung eines Gerinnsels.[15]

HA und die Aorta

Bei Tieren wurde gezeigt, dass hohe HA-Mengen die Elastizität der Aorta, dem größten Blutgefäß außerhalb des Herzens, steigerten.[16] Hohe Dosen Vitamin C erhöhen in der Halsschlagader von Nagern die Konzentration an HA und anderen Kollagenen.[17]

In einer Studie mit diabetischen Ratten stieg der HA-Gehalt des heilenden Aorta- Gewebes um zirka 44,7%. Dies entsprach ungefähr der Veränderung bei nicht-diabetischen Ratten. Werden die zuckerkranken Ratten aber mit Insulin behandelt, steigt deren HA-Gehalt in der Aorta um 91,3%.[18]

HA, Arterien und Cholesterin

Während Fibroblasten in der Haut viel HA produzieren, tun sie dies in Arterien nicht.[19] Männliche Arterien enthalten in jungen Jahren viel HA. Beim Älterwerden sinkt jedoch die Konzentration und Fettablagerungen (Triglyceride) werden häufiger.[20]

Bei Tieren löst fettreiche Ernährung Cholesterinablagerungen in den Arterien aus und führt zu einem Sinken des HA-Gehalts.[21]

Wenn Fettablagerungen entstehen, führt dies in den Blutgefäßen von Tieren zur HA-Ausschüttung und mehr Chondroitinsulfat.[22] Mit Chondroitinsulfat werden Arterienablagerungen in ihrer Größe reduziert.[23]

Feine Muskeln der menschlichen Aorta wurden im Labor gezüchtet und in hochdosiertes LDL-Cholesterin oder HDL-Cholesterin gegeben. Das LDL-Cholesterin verringerte die HA-Produktion sichtlich. Das Stresshormon Cortisol, welches von der Nebenniere gebildet wird, hemmt die Synthese ebenfalls.[24]

HA und Blutdruck

Der Angiotensin-Hemmer Lisinopril reduziert die Fibrose (Narbenbildung) in Blutgefäßen von Patienten mit hohem Blutdruck.[25] Sie neigen zu höheren Kollagenmengen im Blut. Ihnen könnte ein Stoff, der Kollagen abbaut (Hyaluronidase), fehlen.[26]

HA und Blutgefäßtransplantationen

Bei Ratten verlängert die Versorgung mit HA mit geringem Molekulargewicht die Lebenszeit transplantierter Blutgefäße.[27]

HA und die Halsschlagader

In einer Studie mit cholesterinreich ernährten Hasen, wurde diesen kurz nach einer beabsichtigten Verletzung der Halsschlagader HA verabreicht. Normalerweise erfolgt nach einer Verletzung die Ausschüttung von Fresszellen in einer so großen Anzahl, dass diese die Wundheilung behindern. Durch die Versorgung mit HA reduziert sich deren Anzahl und die Wundheilung verbessert sich.[28]

HA und Herzversagen

Bei Nagetieren hat sich gezeigt, dass die Menge an Hyaluronsäure im Herzgewebe sich innerhalb von 3 Tagen nach einem herbeigeführten Infarkt verdreifacht: Das Herz versucht, sich zu heilen. Der HA-Aufbau bindet Wasser, was zu einer Schwellung in der Herzgegend führt.[29]

Höhere Kollagenspiegel im Blut können Herzversagen auslösen. Lisinopril (Zestril, Prinivil) befreit den Körper von Zink und normalisiert das Kollagenlevel. Bei Nagetieren wirkte das Medikament Lisinopril gegen die Steifheit des Herzgewebes.[30] Es wurde gezeigt, dass es bei Menschen Herzschwielen (Fibrosen) verhindert.[31]

Chirurgische Verwachsungen

HA minimiert das Auftreten von Verwachsungen.[32] Postoperative Verwachsungen bedeuten Verbindungen zwischen Geweben. Sie treten meist nach Unterleibseingriffen auf. 67 bis 93 Prozent der Patienten, die sich diesen Operationen unterziehen, können dadurch Schmerzen erleben. Bei Frauen kann es zur Unfruchtbarkeit kommen.

Bei 9 von 10 Tieren, bei denen HA unmittelbar nach einem Eingriff, noch vor dem Schließen der Wunde, benutzt wurde, traten keine Verwachsungen auf.[33] Ein anderes Tierexperiment zeigte, dass HA Verwachsungen bei Narbenbrüchen verhinderte.[34]

Ende 2001 erkannte die *Food & Drug Administration* ein Hyaluronsäuregel an, was bei gynäkologischen Operationen eingesetzt wird. Intergel soll die Narbenbildung reduzieren, das FDA meldet aber, dass die Infektionsraten bei Gebrauch des Gels steigen können. Die postchirurgische Infektionswahrscheinlichkeit stieg von 2,9 auf 5,6 Prozent. Es existieren andere Mittel gegen Verwachsungen, dies ist jedoch das erste flüssige Medikament.[35]

Epilepsie

Es wird angenommen, dass HA in die Übertragung von Nervensignalen im Gehirn involviert ist. Sie könnte an der Weiterleitung von GABA (Gamma-Aminobuttersäure) beteiligt sein. Die Hemmung dieser Neurochemikalie spielt eventuell bei epileptischen Anfällen eine Rolle.[36]

Fibromyalgie

Im Vergleich zu gesunden Frauen, liegt die HA-Konzentration im Blut von Frauen mit rheumatoider Arthritis 2,5 mal, bei Patientinnen mit Fibromyalgie sogar 10 mal höher. Hohe zirkulierende HA-Mengen könnten helfen, diese Krankheiten zu diagnostizieren.[37] Trotzdem gibt es gegensätzliche Studien, die keine HA-Erhöhung feststellen.[38]

Gallensteine

Gallensteine, besonders kleine, zeigen hohe Konzentrationen an HA. Die hohen HA-Spiegel in der Galle können bei der Entwicklung von Gallensteinen eine Rolle spielen.[39]

Gehirn

Der Verlust von HA könnte erklären, warum das Gehirn mit der Zeit schrumpft. Ein durchschnittliches 50 Jahre altes Gehirn wiegt 3 Pfund. Fünfzehn Jahre später wiegt es ungefähr noch 2,6 Pfund. Die HA-Konzentration im Gehirn sinkt mit steigendem Alter.[40] Hyaluronsäure spielt beim Aufbau des Gerüsts um die Gehirnzellen herum die Hauptrolle.[41] Die HA-reiche Umgebung des Gehirns wird als der Grund angenommen, warum das Gewebe von Tumoren außerhalb des Gehirns nicht angegriffen werden kann.[42]

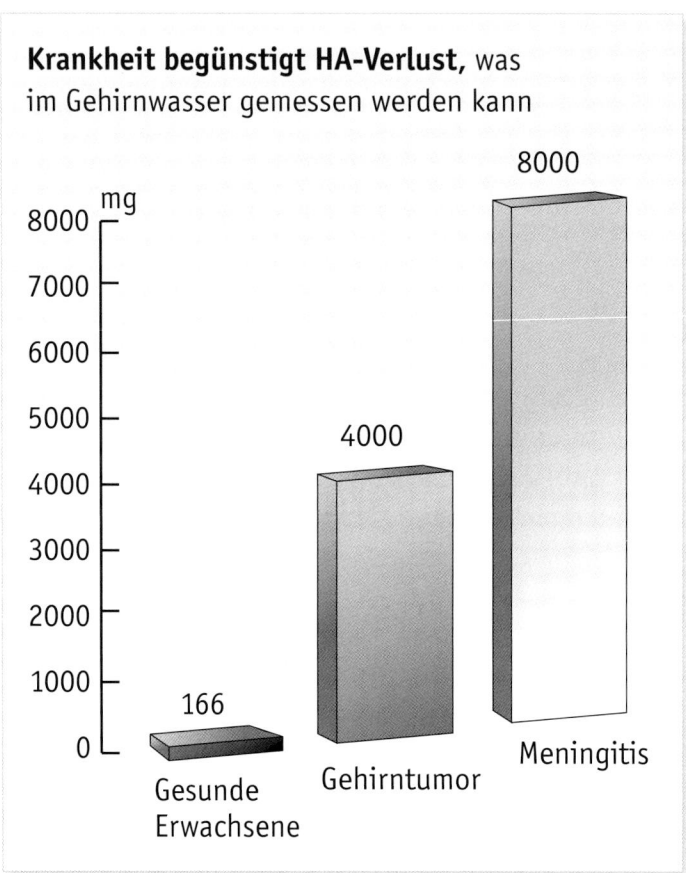

Krankheit begünstigt HA-Verlust, was im Gehirnwasser gemessen werden kann

In jungen Gehirnarterien ist mehr HA vorhanden, als in älteren. Hyaluronsäure kann bei der Wahrscheinlichkeit eines Schlaganfalls eine Rolle spielen.[44]

Hernie

Die Stärke der Kollagenmasse ist bei der Vorbeugung einer Hernie (Bruch oder Hervortreten von Gewebe) wichtig. Enzyme wie Metallproteinase sind in der Lage, Gewebe abzubauen, was zu wiederkehrenden Hernien führen kann.[45]

Herz

Zweifellos hat man ein Gegenmittel für Herz- und Blutgefäßerkrankungen übersehen. Chondroitinsulfat wurde in den späten 60er und frühen 70er Jahren durch Dr. Lester Morrison der „Loma Linda School of Medicine" untersucht. Heute ist es bekannt und wird zur Behandlung von Arthritis eingesetzt. Eine Gruppe von 120 Patienten, die entweder eine koronare Herzkrankheit oder einen Herzinfarkt erlebt hatten, wurde genauer untersucht. Bei 36 Patienten, die seit 4 Jahren 1.500-10.000 mg Chondroitinsulfat erhielten, gab es lediglich 4 koronare Erkrankungen und 3 schwere Herzinfarkte. Nach vier Jahren erlebten 27 der 60 Patienten ohne Chondroitinsulfat-Verordnung 36 Koronarereignisse und 9 schwere Infarkte.

Bei der Gruppe, die kein Chondroitinsulfat einnahm, war das Risiko für ein Koronarereignis um 600% erhöht. Es gibt heute, 35 Jahre später, kein Medikament und keine Behandlung, die einen solchen Effekt übertrifft. Damals schätzte Morrison, dass die Anwendung von Chondroitinsulfat die Zahl der Koronarereignisse in den USA auf 1/6 verringern könnte. Nach seinen Berechnungen würde die Zahl der jährlich 500.000 Toten durch Schlaganfälle oder Herzinfarkte auf unter 100.000 sinken. Es wurde keine giftige Wirkung beobachtet. Das Molekulargewicht des benutzten Chondroitinsulfats lag bei 29.500. Als man dies auf 3.000-8.000 reduzierte, wurde die Wirkung gegen Blutgerinnsel und Ablagerungen aufgehoben; trotz der Tatsache, dass dieses leichtere Produkt besser absorbiert werden konnte.

In einer weiteren Studie verringerte Chondroitinsulfat Herzprobleme um 60% und lies die Todesrate bei Blutgefäßerkrankungen um 15% sinken.[47]

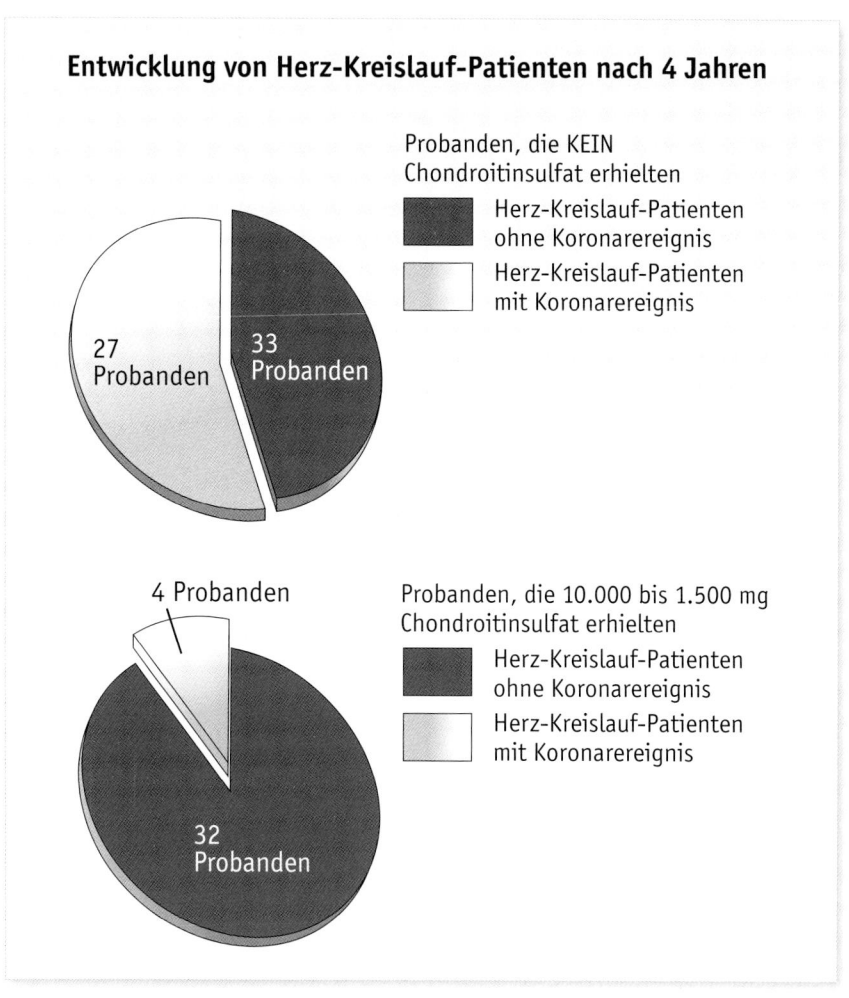

Entwicklung von Herz-Kreislauf-Patienten nach 4 Jahren

Probanden, die KEIN
Chondroitinsulfat erhielten

Herz-Kreislauf-Patienten
ohne Koronarereignis

Herz-Kreislauf-Patienten
mit Koronarereignis

27
Probanden

33
Probanden

4 Probanden

Probanden, die 10.000 bis 1.500 mg
Chondroitinsulfat erhielten

Herz-Kreislauf-Patienten
ohne Koronarereignis

Herz-Kreislauf-Patienten
mit Koronarereignis

32
Probanden

Morrison demonstrierte die Wirkung von Chondroitinsulfat auch bei Ratten. Er gab den Tieren ungewöhnlich hohe Mengen Vitamin D, einem fetthaltigen Vitamin, welches den Cholesterinspiegel anhob. Dann verabreichte er einer Gruppe von

Ratten Chondroitinsulfat: In den Blutgefäßen wurden keine Fettablagerungen entdeckt.[48] 1968 zeigte Morrison ebenfalls, dass Chondroitinsulfat sich zur Blutverdünnung besser als Heparinsulfat eignet. Chondroitin verhinderte Blutgerinnsel ohne die Blutplättchenanzahl oder Fibrinogenkonzentration zu beeinflussen.[49] Dr. Morrison zeigte die Anwendung von Chondroitinsulfat auch bei Totenkopfäffchen. Diese entwickeln im Alter – genau wie Menschen – hohe Cholesterinablagerungen. Als man den Tieren Chondroitinsulfat verabreichte, wurde das angelagerte Cholesterin vollkommen beseitigt. Es war vollkommen verschwunden.[50]

In einer weiteren Studie versorgte Dr. Morrison Ratten mit cholesterinreicher Nahrung und ungewöhnlich hohen Dosen an Vitamin D, einem fetthaltigen Vitamin: Bei 17 von 18 Tieren beobachtete er Anomalien der Aorta. Wurde der gleichen Ernährung Chondroitinsulfat zugesetzt, traten keinerlei Aorta-Anomalien auf.[51]

Dr. Morrison bemerkt, dass Chondroitinsulfat 1955 zuerst in Japan bei Tierversuchen benutzt wurde. Damals stellte es seine Fähigkeit, Ablagerungen zu verhindern, unter Beweis.[52] Die Menschheit hat diesen Beweis ein halbes Jahrhundert lang ignoriert.

Bei Nagetieren mit Vitamin E Unterversorgung sank die Produktion von HA, Chondroitinsulfat und anderen Kollagenen. Die Wirkung von Vitamin E gegen Blutgerinnsel beruht auf dem Vermögen, die Produktion der Blutverdünner Dermatansulfat und Chondroitinsulfat zu erhalten oder erhöhen.[53]

Herzklappen (Mitralklappe)

Viren können die Ansammlung von HA im Herzmuskel auslösen,was zu geschwollenen Herzklappen führen kann.[54]

Hüftdysplasie

Hüftdysplasie wird bei Tieren normalerweise mit entzündungshemmenden Medikamenten behandelt. Aktuelle Berichte von einem Verschwinden der Beschwerden bei Hüftdysplasie durch den Einsatz von Glukosaminsulfat garantieren weitere Forschungen. Überbewegliche Gelenke tauchen oft im Zusammenhang mit Hüftproblemen auf, was auf einen Mangel von HA und anderen Kollagenen hindeutet.[55]

Bei Hunden ist Hüftdysplasie eine Folge niedriger HA-Mengen in den Gelenken, Anomalien tauchen *„als Konsequenz eines HA-Defizits der Gelenkflüssigkeit auf."*[56]

Infektionen

HA verhindert, dass sich Infektionen rasch im Körper verbreiten. Obwohl Viren oder Bakterien die Hyaluronsäure abbauen können, verlangsamt sie deren Ausbreitung. Pneumokokken sind Bakterien, die Lungenentzündung, Meningitis, Nebenhöhlenentzündungen und Mittelohrentzündungen hervorrufen, besonders bei Neugeborenen und Kindern. Hohe Vitamin C-Konzentrationen verhindern den HA-Abbau durch von Pneumokokken hergestellte Hyaluronatlyase. Das Vitamin C bietet durch den Schutz der HA-Barrieren natürlichen Widerstand gegenüber bakteriellen Infektionen.[57]

HA stimuliert neutrophile Granulozyten, eine besondere Art weißer Blutkörperchen und kann bei anfälligen Menschen die

Zahl bakterieller Infektionen senken. Um dies zu überprüfen, bekamen 29 Patienten mit chronischer Bronchitis HA in die Haut injiziert. Es kamen weniger Infektionen vor, die Menge benötigter Antibiotika sank ebenfalls. Ein Bericht sagt folgendes: *„HA ist eine neue Substanz, die zur Stimulation des Abwehrsystems und Reduzierung des Antibiotikabedarfs eingesetzt werden kann".*[58]

Kopfschmerzen

Nach der glücklichen Entdeckung, dass Glukosaminergänzungen bei Arthritis Migräne verschwinden liesen, wurde eine kleinere Studie durchgeführt: Glukosamin löste eine bedeutende Verringerung der Migränehäufigkeit und -stärke aus.[59]

Andere Studien schlagen vor, hochdosiertes Riboflavin (400 mg Vitamin B2) könnte zur Behandlung von Migränekopfschmerzen benutzt werden.[60] Große Mengen Riboflavin können den HA-Abbau fördern. Hochdosiertes Riboflavin ist eine unnatürliche Art, Migräne zu behandeln und kann andere Nebenwirkungen hervorrufen.

Durch eine Behandlung mit Riboflavin oder Glukosamin ist entweder eine Stärkung oder eine Schwächung der Blutgefäßwände in und um Augen sowie Stirn möglich. Dadurch können die Gefäßkrämpfe, die den Migräneschmerz hervorrufen, gestoppt werden.

Krampfadern

Mehr als 80 Millionen Amerikaner haben mit den Venen ihrer Beine Probleme. Venenklappen helfen, das Blut zurück zum Herzen zu befördern. Funktionieren diese nicht richtig, kann Blut zurückfließen und sich anstauen. Dadurch wird das Gewebe gedehnt und verursacht Wülste, die als Krampfadern bekannt sind. Bei Frauen kommt dies häufiger als bei Männern vor.[61] Außer dem unschönen Anblick, können Stechen, Schwellungen und Schmerzen auftreten. Die Behandlung reicht von Kompressionsstrümpfen bis zu Venenstripping (Herausziehen der Venen). Krampfadern haben schwache Wände und weisen hohe Wasserkonzentrationen auf.[62] Sie haben Kollagen verloren und HA an den falschen Stellen angesammelt.

Bioflavonoide sind hilfreich, um die Venen vor dem Angriff freier Radikaler zu schützen.[63] Krampfaderfragmente wurden im Labor gezüchtet, wobei die Hinzugabe von Bioflavonoiden (Traubenkernextrakt) den HA-Anteil um 34% steigerte.[64]

Als pflanzliches Produkt zur Behandlung von Krampfadern wird Rosskastanienextrakt erfolgreich eingesetzt. Verschiedene Studien bezeichnen Rosskastanie bei der Flüssigkeitsreduzierung im Bein als genauso erfolgreich wie Kompressionsstrümpfe (-43,8 ml bei Rosskastanie gegenüber +9,8 ml bei Placebo). Es verhindert die Produktion von Hyaluronidase, welche Hyaluronsäure abbaut.[65]

HA wird außerdem zur Behandlung von Thrombophlebitis eingesetzt.[66]

Leber

Hohe HA-Blutwerte tauchen bei Leberkrankheiten wie Hepatitis auf. Die Abstoßung einer transplantierten Leber ist durch zirkulierende HA-Mengen messbar.[67] Erhöhte HA-Konzentration sind eventuell ein Anzeichen einer stärker fortschreitenden Lebererkrankung.[68]

Könnte man die Pegel zur Feststellung des Stadiums benutzen, wäre eine Biopsie (Gewebsentnahme) nicht mehr nötig. Leberbiopsien werden oft vor antiviralen Medikamentenbehandlungen durchgeführt. Patienten mit Hepatitis C sind darüber meist wenig erfreut. 30-40% von ihnen verspüren dabei Schmerzen und es können ernsthafte Komplikationen bis hin zum Tod auftreten. Eine große Zahl der Patienten gibt an, dass sie – hätte sie von den Schmerzen gewusst – der Biopsie nicht zugestimmt hätten.[69] Pro Jahr kommen zu den 4 Millionen an Hepatitis C erkrankten Amerikanern 30 000 neue Fälle hinzu. Ein Unternehmen hat japanische Technologie erworben, mit deren Hilfe ein Bluttest zum Messen des HA-Spiegels durchgeführt werden kann. So vermeidet man manche Leberbiopsien.[70]

Intravenös verabreichte Hyaluronsäure mit geringem Molekulargewicht schützt Mäuse vor Leberproblemen.[71]

Im Blutkreislauf wird sie zur Leber transportiert und dort von Endothelzellen umgewandelt bzw. abgebaut. Jede Leberzelle ist in der Lage, viele HA-Moleküle aufzunehmen. Chondroitinsulfat bindet sich jedoch dreimal stärker an diese Zellen. Daher kann es in Verbindung mit HA den Hyaluronsäure-Abbau in der Leber minimieren und helfen, hohe HA-Spiegel zu erhalten.[72]

HA mit geringer Molekülmasse schützt vor entzündlichen Lebererkrankungen. Dies könnte, für mit Immungift-Medikamenten behandelte Patienten, der entscheidende Durchbruch sein.[73]

Lymphödeme und HA

Lymphödeme bezeichnen ein Anschwellen der Beine, welches oft als Folge einer Krebstherapie auftritt. Da die Therapie lebendes Gewebe abtötet, wird HA abgebaut und gelangt durch das Lymphsystem über den Blutkreislauf zur Leber. Dort wird sie zersetzt und von der Galle abtransportiert.[74] Gegenüber gesunden Menschen weisen Lymphödem-Patienten in der Lymphe gehobene HA-Konzentrationen auf.[75] HA-Präparate, sowohl oral als auch injizierbare, sollten nicht bei ehemaligen Lymphödem Patienten angewendet werden. Bei ersten Anzeichen einer Schwellung muss man die Hyaluronsäure sofort absetzen.

Marfansyndrom

Fibroblasten produzieren bei Patienten mit Marfansyndrom drei- bis zehnmal mehr HA.[76]

Nerven

Fragmente der HA können zur Bildung neuer Blutgefäße (Angiogenese) benutzt werden. Dies ist zur Regenerierung der Nerven notwendig. In der Nähe des zerstörten Nervs kann eine Nervenleitschiene platziert und HA ins Gewebe eingebracht werden. Durch die Verabreichung von HA ist der Ischiasnerv bei Nagetieren in einem besseren Zustand: Er weist mehr Bündel und eine bessere Isolation auf.[77]

Bei einem Experiment injizierte man Nagern mittels einer Leitschiene HA in den Ischiasnerv, welcher daraufhin mehr Aktivität zeigte.[78]

Forscher zeigten, dass die Kombination aus injizierbaren Anästhetika und HA für eine verlängerte Schmerz- und Wahrnehmungsblockade sorgt.[79]

Nieren

Bei Nierenerkrankungen zeigt ein erhöhter HA-Spiegel im Blut ein Fortschreiten der Krankheit an.[80]

Im Frühstadium von Nierensteinen stellt Hyaluronsäure eine wichtige Komponente dar.[81] Sie kann die Entstehung kleiner

Harnsteine auslösen. Tests mit medizinischen Präparaten ergaben jedoch, dass dies nicht annähernd in dem Maße geschieht, wie es durch natürliche Hyaluronsäure passiert. Die kristallisierend wirkende Eigenschaft tritt nicht bei allen Lebewesen auf.[82] Kristalle aus Kalziumoxalat haften an der Oberfläche von Nierenzellen. Verabreichtes Kollagen (Glykosaminglycan) senkt die Zahl der anhaftenden Kristalle.[83]

Chondroitinsulfat vermindert das Nierensteinrisiko, indem es die Oxalatkonzentration herabsetzt.[84]

Bei Diabetikern können die Zuckerspiegel HA in der Niere stimulieren, was möglicherweise zu tubulärer Athrophie führt.[85]

Ohren

Aktuell wird HA eingesetzt, um nach einem geplatzten Trommelfell dessen Heilung zu fördern.[86]

Bei einer mit Tieren durchgeführten Studie, schloss sich HA-behandeltes Trommelfell schneller, und wies weniger Narben als bei einer natürlichen Heilung auf.[87] Studien zeigen außerdem, dass der Gebrauch von HA während einer Ohroperation die empfindlichen Haarzellen schützt.[88]

Progerie

Progerie ist eine seltene Krankheit mit sichtbaren Merkmalen beschleunigter Alterung. Der Begriff leitet sich aus dem Griechischen ab und bedeutet *„frühes Alter".* Von 8 Millionen Babys leidet ungefähr eines an Progerie. Diese Kinder haben alt-aussehende Haut, steife Gelenke, Hüftverlagerungen, Herzprobleme, Blutgefäßkrankheiten, Glatze und Sehstörungen.

Menschen mit Progerie haben eine Lebenserwartung von 13 Jahren. Mit sechs beträgt ihr körperliches Alter 70 Jahre. Außerdem leiden sie an verzögertem Wachstum, Fett- und Cholesterinaufbau in den Arterien, Herz-Kreislauf- und anderen Erkrankungen. Vor Kurzem stellte man bei diesen Menschen niedrigere Spiegel der antioxidativen Enzyme Katalase und Glutathion-Peroxidase fest.[89]

Patienten mit Progerie und Werner's Syndrom weisen zudem ungewöhnlich hohe HA-Mengen im Urin auf.[90] In der Tat scheiden sie gegenüber gesunden Individuen 17 mal mehr HA aus.[91] Aus ungeklärter Ursache verlieren die Körper der Kinder ihre Hyaluronsäure mit großer Geschwindigkeit.

Einige Progerie-Patienten zeigen wenig insulinähnliche und wenig normale Wachstumshormone. Die Injektion der Hormone verbessert das Wachstum.[92]

Die Hutchinson-Gilford-Progerie ist eine äußerst seltene Erkrankung unbekannter Herkunft. Sie macht sich durch Wachstumsstörungen, Haarverlust, Versteifen der Gelenke und ernste Blutgefäßerkrankungen bemerkbar. Die Haupttodesursache nach einer Lebensdauer von 13 Jahren sind Herz-Kreislauf-Erkrankungen. Ernährungstherapie und zusätzliche Wachstumshormone verbessern Wachstum sowie Gewichtszunahme.[93]

Rachen und Stimmbänder

Eines der begleitenden Anzeichen des Alters ist eine kehlige, trockene Stimme. Ältere Leute klingen am Telefon auch nach einer *„alten Stimme"*. Da HA bei Zustand und Feuchtigkeitsversorgung der Stimmbänder eine wichtige Rolle spielt, ist dies kein Wunder. Frauen haben in den Stimmbändern einen anderen HA-Haushalt als Männer, weshalb sie gegenüber Kehlkopferkrankungen anfälliger sind.[94]

Hyaluronsäure hat auf den mechanischen Zustand der Stimmbänder einen entscheidenden Einfluss. HA-Verlust erhöht die Steifheit der Stimmlippen.[95]

HA-Injektionen wurden bei Tierexperimenten erfolgreich angewendet und könnten sich bei Menschen mit heiserer Stimme ebenfalls als nutzlos erweisen.[96] Hyaluronsäure wird als ideales Medikament für vernarbte Stimmbänder beschrieben.[97] Kollagen-Injektionen in die Stimmbänder erzielen oft befriedigende Resultate.[98]

Eines der Probleme, die mit Parkinson einhergehen, sind Sprachstörungen. Parkinson-Patienten haben oft eine gehauchte Aussprache, genannt Hypophonie. Dies kommt von versteiftem Gewebe im Kehlkopf. Eine Kollagen-Injektion (Zyplast) führte bei 11 von 18 behandelten Patienten zu einer besseren Stimmqualität.[99]

Sklerodermie

Sklerodermie bedeutet harte Haut. Es ist eine Erkrankung des Bindegewebes unter der Haut und zwischen Organen. Oft geht ihr das Raynaud-Syndrom, eine Gefäßerkrankung mit hoher Kältempfindlichkeit und verkrampften Blutgefäßen, voraus. Beim Auftreten einer Wunde steigt die Kollagenproduktion und fällt anschließend. Bei Sklerodermie aber wird das Kollagen unvermindert weiterproduziert.

Es existiert ein fortschreitender Aufbau von Gewebefasern. Hinzu kommen dicke Finger und eine erhöhte Spannung der Fingerhaut. Haarwuchs und Schwitzen sind nicht mehr möglich, da Haarbalg und Schweißdrüsen zerstört werden. Man kann heftiges Jucken verspüren. Lungenfibrose könnte zu Kurzatmigkeit führen. Lesen Sie dazu den Teil des Buches, der sich mit *Fibrose* beschäftigt.

Orales Typ II Kollagen bewirkte bei Sklerose-Patienten eine Besserung von Erkrankungen der inneren Organe. Der Zustand von Patienten mit Darmverschluss und anderen Krankheiten verbesserte sich ebenfalls, sie konnten wieder Nahrung vertragen.[100] Im Alter sinkt bei Menschen mit Sklerose das Verhältnis von HA und CS im Zwölffingerdarm.[101]

Skoliose

Vögel mit Skoliose, einer abnormal geschwungenen Wirbelsäule, produzieren weniger HA. Dagegen ist die Menge von Hyaluronidase, dem Enzym, das HA abbaut, ungewöhnlich hoch.[102] Bei Küken kann fehlendes Kupfer, Mangan und Vitamin B6 die Krankheit auslösen.[103]

Speiseröhrenentzündung

HA ist das Hauptkollagen in der Speiseröhre. Die Wahrscheinlichkeit einer Refluxösophagitis (Sodbrennen) bei Kollagenkrankheiten beträgt ca. 10%. Bei Sklerodermie-Patienten liegt die Wahrscheinlichkeit bei ungefähr 50%.[104]

Wundheilung

Das Vorbild für perfekte Wundheilung ist der menschliche Fötus. Bei diesem heilen Wunden mit minimaler oder gar keiner Narbenbildung. Die hohen HA-Konzentrationen stimulieren einen sogenannten „Tumornekrosefaktor-Alpha" (TNF-A), welcher die Kollagenproduktion hemmt und daher Fibrose (Vernarbung) verhindert.[105]

Hyaluronsäure wird in verwundetem Gewebe hergestellt.[106] Bei Erwachsenen ist die HA-Konzentration in frischen Wunden und Blutgerinnseln sehr niedrig, steigt jedoch, wenn der

Heilungsprozess beginnt. Gerinnungsmaterial (Fibrinogen) und HA binden sich aneinander, was die Entstehung von Gerinnseln bei der Wundheilung erleichtert.[107]

Der Beweis, dass HA die Wundheilung verbessert, ist überwältigend. Zum Beispiel: HA verlängert die Heilungszeit leicht, fördert jedoch narbenlose Wunden. Bei Nagetieren verlängerte sich die Dauer um 2 Tage (15,2 Tage verglichen mit 13,4 Tagen), wenn ihnen HA, das Kollagenbildung verhindert und Narbenfreiheit fördert, anstatt eines Placebos verabreicht wurde.[108]

Patienten, bei denen als Folge einer Brandverletzung Hauttransplantationen vorgenommen wurden, wiesen bei Anwendung von HA eine eintägig verzögerte Heilung auf. Es gab keine Anzeichen von Narbenbildung.[109]

Die Verabreichung einer HA-Creme vor einer Strahlenbehandlung hilft, Schwellungen zu reduzieren und verbessert die Wundheilung.[110] Im Granulationsgewebe steigt der HA-Spiegel während der Wundheilung vorübergehend an.[111]

Hautwunden bei diabetischen Ratten heilen durch einen prompten HA-Einsatz besser.[112]

Die Verabreichung von HA bei Wundsalben ist mit schnellerer Heilung und reduzierter Narbenbildung verbunden. Um nach einer Operation oder Verletzung die Heilung zu beschleunigen, kann orales Glukosamin hilfreich sein.[113]

In Europa wurde Hyaluronsäure in einer Creme für Patienten von Nasenoperationen eingesetzt: Sie übertraf eine gewöhnliche Heilsalbe in Bezug auf Heilungszeit und Verkrustungsschutz.[114]

Bei der Heilung diabetischer Fußgeschwüre waren HA-Hauttransplantationen erfolgreich.[115]

Doxorubicin, ein Krebsmedikament, kann Hautgeschwüre hervorrufen. Die Versorgung mit Hyaluronidase, dem Enzym, das HA zersetzt, senkt die Geschwürwahrscheinlichkeit um 50%.[116]

Bei einigen Wunden kann eine Überproduktion von HA und Kollagen zur Narbenbildung führen. Im Moment versuchen die Forscher HA-Hemmer zu entwickeln, welche die Gewebevernarbung minimieren.[117] Wissenschaftler haben demonstriert, dass L-Arginin, eine Aminosäure, die Hyaluronansynthase-Produktion hemmt. Hyaluronansynthase ist das Enzym, was zur Herstellung von HA benötigt wird. Bei der Verabreichung von L-Arginin an Hasen, bei denen man Venentransplantationen vorgenommen hatte, wurde keine Hyaluronansynthase hergestellt. Daher könnte L-Arginin postchirurgisch angewendet werden, um das Wiederverengen implantierter Venen zu verhindern.[118]

Verbreitete medizinische Anwendungen

Zusätzlichen Anwendungen von HA und Chondroitinsulfat, dem molekularem Cousin, sind keine Grenzen gesetzt. Hier sind ein paar Möglichkeiten:

- In die Nase gesprühtes Chondroitinsulfat vermindert Schnarchen.[119]

- HA ist Schmier- und Heilmittel im Speichel, weshalb es bei Patienten mit trockenem Mund therapeutischen Nutzen haben könnte.[120]

- Zigarettenrauch baut in den Lungen von Rauchern HA ab.[121] Deshalb könnten orale HA-Präparate verschiedenen Lungenkrankheiten, ausgelöst durch regelmäßigen Tabakgenuss, vorbeugen.

- Chondroitinsulfat beugt einer Verkalkung des Körpers vor und kann so als Alternative zu Kalziumblockern verwendet werden.[12]

- Die Frustration der modernen Medizin bei der Behandlung altersbedingter Gelenkbeschwerden, könnte mit einem besseren Verständnis der Rolle von HA bei solchen Erkrankungen ein Ende haben. Ärzte injizieren häufig Steroide (Cortison) in entzündete Gelenke. Jedoch lässt dies die Menge an HA sinken.[123] Während die Entzündung für eine Weile verschwindet, wird die eigentliche Ursache durch den Einsatz entzündungshemmender Medikamente noch verschlimmert.

- Die Verbindung zwischen Stress und Krankheit könnte mit einem größeren Wissen über HA besser verstanden werden. Das Stresshormon Cortisol senkt die HA-Synthese im Labor um 50%.[124]

- Glukose und Insulin verringern die HA-Mengen in Zellproben menschlichen Aorta-Gewebes.[125] Deshalb wäre zusätzliche Hyaluronsäure für Diabetiker hilfreich.

Bibliographie

[1] British Journal Pharmacology, 2000, Jg.131, S. 1039-1049.

[2] Amyotrophic Lateral Sclerosis Other Motor Neuron Disorders, 2000, 1, S. 213-218.

[3] Clinical Orthopedics, 1993, 293, S. 372-377.

[4] Spine, 1981, 6, S. 194-210.

[5] Thyroid, 1998, 8, S. 429-432.

[6] Expert Opinion Investigative Drugs, 2001, 10, S. 521-246.

[7] Journal Urology, 2001, Jg.166, S. 710-713.

[8] Urology, 1997, 49, S. 11-113.

[9] Journal Urology, 2001, Jg.166, S. 1887-1892.

[10] Biochemistry, 1987, 26, S. 6052-6057.

[11] J Biological Chemistry, 1986, Jg.261, 12586-12592.

[12] Cell Physiology, 1995, 37, C952-957.

[13] American J Hematology, 1987, Jg.24, S. 247-257.

[14] Pathological Biology, 1998, 46, S. 561-570.

[15] Arteriosclerosis Thrombosis Vascular Biology, 2000, 20, S. 1168-1172.

[16] Atherosclerosis, 1976, 24, S. 259-266.

[17] Atherosclerosis, 1974, 19, S. 191-199.

[18] Journal Vascular Research, 1999, Jg.36, S. 209-221.

[19] Journal Cell Biology, 1975, Jg.67, S. 675-686.

[20] Stroke, 1985, 16, S. 687-694.

[21] Artery, 1981, 9, S. 44-58.

[22] Lab Investigation, 1975, 33, S. 136-140.

[23] Angiology, 1973, 24, S. 269-287. Morrison, L.M.: Coronary Heart Disease and the Mucopolysaccharides, C Thomas, Springfield, Ill, 1974.

[24]Artery, 1980, 8, S. 323-338.

[25]Circulation, 2000, 102, S. 1388.

[26]Circulation, 1998, 98, S. 535-540.

[27]Transplantation, 2000, 69, S. 665-667.

[28]Atherosclerosis, 1995, 114, S. 157-164.

[29]Journal Clinical Investigation, 1991, Jg.88, S. 1622-1628.

[30]Hypertension, 1996, 28, S. 269-275.

[31]Circulation, 2000, 102, S. 1388-1393.

[32]J Surg Res, 2001, Jg.100, S. 217-221. Pharmatherapeutica, 1988, 5, S. 23-239.

[33]Journal Surgical Research, 2001, Jg.100, S. 217-221.

[34]Archives Surgery, 2002, 137, S. 278-282.

[35]Neergaard, L.: FDA Approves controversial gel. In: Associated Press, Nov. 20, 2001.

[36]The Biology of Hyaluronan. In: CIBA Foundation Symposium, 1989, 143, John Wiley & Sons, S.208-231.

[37]Journal Rheumatology, 1997, Jg.24, S. 221-224.

[38]Journal Rheumatology, 2000, Jg.27, S. 2658-2659.

[39]European Journal Hepatology, 1995, Jg.7, S. 135-140.

[40]CIBA Foundation Symposium, 1989, 143, S. 208-220.

[41]Anatomy Embryology, 1993, 188, S. 419-433.

[42]Glycobiology, 1996, 6, S. 489-492.

[43]Acta Neurologica Scandinavia, 1996, 94, S. 194-206.

[44]Stroke, 1985, 16, S. 687-694.

[45]World Journal Surgery, 2002, 10, S. 239-245.

[46]Angiology, 1971, 22, S. 165-174. Journal American Geriatrics Society, 1969, Jg.17, S. 913-923.

[47]Journal Intl Medical Research, 1978, Jg.6, S. 217-226.

[48]Proceedings Experimental Biology Medicine, 1969, 131, S. 719-

722.

[49] Journal Atherosclerosis Research, 1968, Jg.8, S. 319-327.

[50] Experientia, 1972, 28, S. 1410-1411.

[51] Atherosclerosis, 1972, 16, S. 105-118.

[52] Medical Journal Skiyshu University, 1955, 1, S. 23.

[53] Atherosclerosis, 1985, 55, S. 115-123.

[54] European Journal Clinical Investigation, 1993, Jg.23, S. 277-282.

[55] Veterinary Clinics NA Small Animal Practice, 1992, 22, S. 595-606.

[56] Medical Hypotheses, 1987, 23, S. 171-185.

[57] Journal Biological Chemistry, 2001, Jg.276, S. 15125-15130.

[58] Am J Respiratory Care Medicine, 1996, Jg.153, S. 312-316.

[59] Medical Hypotheses, 2000, 55, S. 195-198.

[60] Cephalgia, 1994, 14, S. 328-329. Neurology, 1998, 50, S. 466-470.

[61] J Am Academy Dermatology, 2002, Jg.46, S. 381-386.

[62] Israel Journal Med Science, 1997, Jg.33, S. 81-86.

[63] Pathology Biology, 1995, 43, S. 461-470.

[64] Pathology Biology, 1997, 45, S. 86-91.

[65] The Lancet, 1996, 347, S. 292-294. Archives Dermatology, 1998, 134, S. 1356-1360. BMC Cadiovascular Disorders, 2001, 1, S. 5.

[66] Minerva Chir, 1978, 33, S. 1581-1596.

[67] Ann Med, 1996, 28, S. 241-253.

[68] Journal Viral Hepatitis, 1998, Jg.5, S. 187-192.

[69] Am J Gastroenterology, 2001, 96, S. 3053-3055.

[70] Corgenix Medical, June 25, 2001.

[71] Hepatology, 2001, 34, S. 535-547.

[72]Biochemistry Journal, 1986, Jg.234, S. 653-658.

[73]Hepatology, 2001, 34, S. 535-547. Journal Immunology, 2000, Jg.165, S. 7150-7156.

[74]Connective Tissue Research, 1986, 15, S. 33-41.

[75]Lymphology, 1998, 31, S. 173-179.

[76]J Biological Chemistry, 1979, Jg.254, S. 12199-1203.

[77]Journal Neuroscience Research, 1995, Jg.40, S. 318-324.

[78]Microsurgery, 1998, 18, S. 270-275.

[79]Anesthesia Analgesia, 1995, 80, S. 740-746.

[80]Am Journal Kidney Disease, 1999, 34, S. 1083-1088.

[81]Journal Urology, 1985, Jg.13, S. 319-323.

[82]J Am Society Nephrology, 1999, Jg.14, S. 397-403S.

[83]European Urology, 1995, 28, S. 68-73.

[84]Urology, 1997, 50, S. 173-183.

[85]Metabolism, 2001, 50, S. 789-794.

[86]Acta Otolaryngology, 1990, 110, S. 110-114.

[87]Acta Otolaryngology, 1987, 442, S. 54-61.

[88]Acta Otolaryngology, 1987, 442, S. 62-65.

[89]Biochem Biophys Res Comm, 1999, 257, S. 163-167.

[90]Biochem Med Metab Biol, 1986, 36, S. 276-282.

[91]Mechanics Ageing Development, 1986, 35, S. 39-46.

[92]Am J Clin Nut, 1992, Jg.55, S. 12-124S.

[93]Metabolism, 1997, 46, S. 851-856.

[94]Laryngoscope, 2001, 11, S. 907-911.

[95]Otolaryngology Head Neck Surgery, 2001, 124, S. 607-614.

[96]New Frontiers in Medical Sciences: Redefining Hyaluronan. In: Elsevier Science, 2000, S. 353- 59.

[97]Laryngoscope, 1999, 109, S. 1142-1149.

[98] Am J Otolaryngol, 1993, Jg.14, S. 257-261.

[99] Am Academy Otolaryngology, Sept. 10, 2001.

[100] Nihon Rinsho Meneki Gakkai Kaishi, 1999, 22, S. 93-99.

[101] Digestion, 1995, 56, S. 230-236.

[102] Biochim Biophys Acta, 1990, 1034, S. 318-325.

[103] J Nutrition, 1987, Jg.117, S. 189-193.

[104] Nippon Rinsho, 2000, 58, S. 1908-1910.

[105] British Journal Plastic Surgery, 1997, Jg.50, S. 362-368.

[106] Investigative Ophthalmology, 1994, 35, S. 2774-2782.

[107] J Theoretical Biology, 1986, Jg.119, S. 219-234.

[108] Zhonghua Zheng Xing Wai Ke Za Zhi, 2000, 16, S. 30-33.

[109] Journal Burn Care Rehabilitation, 1996, Jg.17, S. 302-304.

[110] Radiotherapy Oncology, 1997, 42, S. 155-161.

[111] Wound Repair Regeneration, 1999, 7, S. 79-89.

[112] J Surgical Research, 1983, Jg.35, S. 410-416.

[113] Medical Hypotheses, 1996, 47, S. 273-275.

[114] Drugs Experimental Clinical Research, 1999, 25, S. 253-261.

[115] New Frontiers in Medical Sciences: Redefining Hyaluronan. In: Elsevier Science, 2000,S. 313-320.

[116] Plastic Reconstructive Surgery, 1998, 101, S. 370-374.

[117] Biochim Biophys Acta, 2000, 1495, S. 160-167.

[118] Journal Surgical Research, 1998, Jg.74, S. 39-42.

[119] Current Therapeutic Research, 1998, 59, S. 234-243.

[120] Archives Oral Biology, 1996, 41, S. 667-671.

[121] Lung, 1989, 167, S. 237-245.

[122] Morrison, L.M.; Thomas, C.C.: Coronary Heart Disease and the Mucopolysaccharides, 1974.

[123] Journal Investigative Dermatology, 2000, Jg.114, S. 953-959.

[124] Atherosclerosis, 1980, 35, S. 135-143.

[125] European Journal Endocrinology, 2001, Jg.145, S. 193-198. Arteriosclerosis Thrombosis Vascular Biology, 2000, 20, S. 1480-1487.

Im Handel erhältliche Produkte

Seit Tausenden von Jahren zermahlen Medizinmänner tierisches und menschliches Gewebe zu medizinischen Zwecken. Diese alte Medizin wird heute als überholt oder bizarr angesehen. Das ägyptische Buch Papyrus Ebers (ca. 1.550 v. Chr.) enthält genaue Instruktionen zur Herstellung verschiedener Extrakte aus Organen wie Leber, Augen oder Hoden. Die Augen, welche das größte natürliche Vorkommen von Hyaluronsäure und anderen Kollagenen aufweisen, sind mit dem heutigen Einsatz von Nahrungsmittelergänzungen wie HA, Chondroitin und Glukosamin zu vergleichen.

Es existieren viele injizierbare HA-Produkte. Ihr Arzt wird Sie über die entsprechenden Varianten für Gelenke, Haut, Augen und anderem Gewebe informieren. Es ist wenig sinnvoll, eine Liste aller erhältlichen injizierbaren HA-Produkte zu erstellen. Lediglich ist anzumerken, dass einige synthetisch, andere aus Tieren hergestellt werden. Dies käme für Menschen, die tierische Produkte vermeiden möchten, in Frage.

Die Liste der oral verabreichten HA-Medikamente wächst ständig. Die Produkte unterscheiden sich in Herkunft (tierisch oder synthetisch), Molekulargewicht und Dosis. Für Verbraucher ist es wichtig zu wissen, dass der menschliche Körper insgesamt 14.000 bis 16.000 Milligramm HA enthält und täglich 3.000 bis 5.000 mg auf- und abbaut.

Bei Erwachsenen, besonders ab dem 60. Lebensjahr, existiert ein Verlust von ca. 150 mg HA pro Tag. Dieses Defizit wird als die Ursache der vielen schrittweisen Veränderungen des menschlichen Körpers im Alter vermutet. Um einen positiven Effekt zu erzielen, ist eine ausreichende Hyaluronsäureversorgung wichtig. Die in einigen oralen Präparaten enthaltenen Mengen an HA sind zu gering, um eine positive Wirkung hervorzurufen.

Gegenüber gespritzten Arzneimitteln haben sie den Vorteil, dass keine Nadeln oder Arztbesuche nötig sind. Einmal absorbiert, würde die oral eingenommene Hyaluronsäure in jedem Gewebe vorhanden sein. Injizierte HA steht jedoch nur lokal bereit. Zum Beispiel ist ein HA-Produkt in einer Spritze mit einem Volumen von 0,7 ml enthalten. Man würde also 200 Injektionen benötigen, um den täglichen HA-Verlust des Körpers auszugleichen. Idealerweise sollte ein orales Präparat eine ausreichende Menge (mehr als 100 mg pro Tag) bereitstellen, ein geringes Molekulargewicht aufweisen und bezahlbar sein. Der Zusatz anderer Kollagenquellen wie beispielsweise Typ II Kollagen und Chondroitinsulfat, welche ihrerseits die HA-Konzentration erhöhen, ist wünschenswert. Typ II Kollagen ist die übliche Variante, die in Knorpel und Gelenken vorkommt.

Zusätzlich wäre die gleichzeitige Aufnahme von eisenbindenden Antioxidantien wie OPC aus Traubenkernen und Phytinsäure IP 6 aus Reiskleie, sowie Vitamin C zur Hilfe beim Kollagenaufbau vorteilhaft. Quercetin ist ein natürlicher Histaminblocker, d.h. es verhindert übermäßige Säurebildung im Verdauungstrakt, was die HA-Aufnahme und -Verfügbarkeit beeinträchtigen würde. Die verschiedenen oral verabreichten HA-Präparate sind im Folgenden zum Überblick aufgelistet.

BioCell Collagen II® *(BioCell Technology,LCC,* Anaheim, CA, USA.) ist eine patentierte Form *(US Patent 6,025,327)* der Hyaluronsäure auf der Basis von Chondroitinsulfat und hydrolysiertem Typ II Kollagen. Es stammt aus der Knorpelspitze des Brustbeins junger Küken. Sein Molekulargewicht ist mit 1.500 bis 3.000 Daltons sehr gering. Andere Präparate bewegen sich im Bereich von 500.000 bis 2.000.000. Deshalb wird BioCell Collagen II® oral genommen und somit besser absorbiert.

BioCell Collagen II® ist in Tabletten bzw. Kapseln zu je 500 mg erhältlich. Es sind 50 mg HA, 100 mg Chondroitinsufat und mindestens 300 mg Type II-Kollagen enthalten. Pro Tag sollten 2 bis 3 Tabletten bzw. Kapseln, jeweils vor den Mahlzeiten genommen werden (bevor hohe Magensäurekonzentrationen auftreten). Um die Wirkung zu beschleunigen, ist es sinnvoll, während der ersten 45 Tage 6 Tabletten bzw. Kapseln täglich zu konsumieren. Also insgesamt 6 täglich verteilt auf 2 oder 3 Mahlzeiten.

Analysen von BioCell Collagen II® durch *Integrated Biomolecule Corp.,* bestätigen, dass dieses Produkt mehr als 10% Hyaluronsäure und 20% Chondroitinsulfat enthält.[1] Jede Packung BioCell Collagen II® wird auf ihren HA-Inhalt überprüft. Das Molekulargewicht zwischen 800 und 2.500 Daltons wurde ebenfalls bestätigt.

Chondroitinsulfat und Glukosaminsulfat sind als Nahrungsergänzungsmittel weit verbreitet, meist zur Unterstützung bei Arthrose. Die Chondroitinsulfataufnahme liegt bei ungefähr 10-15% gegenüber 90-98% bei Glukosamin. Trotzdem erwies es sich bei klinischen Tests als Spitzenreiter. Die empfohlene Dosis liegt bei 1.200 mg Glukosaminsulfat und 800 mg Chondroitinsulfat pro Tag.

Orale HA-Präparate könnten bei folgenden Beschwerden hilfreich sein:

• Arthrose

• Glaukom (Grüner Star)

• Schuppenflechte

• Hornhautkegel der Augen

• Trockene Augen

• Netzhautablösung

• Haarausfall

• Kieferschmerzen

• Verfrühte Alterssyndrome wie Progerie, Ehlers-Danlos-Syndrom Sonnenbedingt gealterte Haut

• Verfrühte Faltenbildung

• Nervenschmerzen (Ischias, Taubheit der Hände)

• Probleme mit den Stimmbändern

• Bindegewebsstörungen wie Marfan- oder Sticklersyndrom oder Osteogenesis imperfecta

Trotz der Tatsache, dass orale HA-Präparate bei vielen Beschwerden hilfreich sein können, heißt dies nicht unbedingt, dass deren heilende Wirkung bewiesen ist oder sie jegliche gesundheitliche Probleme vermeiden würden. Dies lässt sich nur durch Ausprobieren herauszufinden.

Um die gewünschte Wirkung zu erreichen, benötigt die oral genommene Hyaluronsäure Wasser. Anwender sollten daher jeden Tag viel Wasser zu sich nehmen.

Einer der Gründe, warum Anwender erst nach vielen Wochen einen Rückgang der schmerzhaften Symptome erleben, ist Wassermangel. Da das Hyaluron-Molekül das bis zu 10.000-fache seines eigenen Volumens an Wasser binden kann, müssen Sie unbedingt jeden Tag reichlich trinken. Am besten Mineralwasser ohne Kohlensäure. Essen Sie auch Trauben, Melonen und andere wasserreiche Früchte.

Wenn Sie Diuretika gegen hohen Blutdruck einnehmen, ist es möglich, dass Sie dehydrieren und die HA-Pillen Ihren Blutdruck leicht anheben. Bitte beachten Sie dies.

Wenn sich ihr Bauch nach Aufnahme der Tabletten bzw. Kapseln aufgebläht anfühlt, liegt dies daran, dass die Hyaluronsäure sich in ihrem Magen ausdehnt. Verteilen Sie die Tagesmenge besser auf mehrere Mahlzeiten.

Bibliographie

[1] Test, Lot No. 012322588, Feb. 21, 2002.

Zusammenfassung und Schlußfolgerungen

Es wird viel herausgefunden über Hyaluronnäure, dieses ungewöhnliche Molekül, dass das Wasser im menschlichen Körper bindet. Hier ist eine kurze Zusammenfassung der Erkenntnisse in diesem Buch.

HA und der Alterungsprozess

Durch fortschreitendes Alter oder Krankheit verliert das Gewebe täglich HA. Ungefähr ab dem 60. Lebensjahr müssen erwachsene Menschen die HA-Produktion in ihrem Körper ergänzen. Dies geschieht durch zirka 150 mg oral eingenommene HA zusammen mit Chondroitinsulfat. Wir wissen nun, dass die sichtbaren Anzeichen des Alters rückgängig gemacht werden können. Es ist nur eine Frage der Zeit, bis Millionen Menschen auf der Welt das Geheimnis entdecken und herausfinden, wie man dem Alter trotzt. Volles Haar, weiche Haut, flexible Gelenke und gute Augen können Sie ihr Leben lang haben.

Flüssigkeitsbedarf bei HA-Präparaten

HA ist ein hydriertes Gel, es ist also mit Wasser (H_2O) gefüllt. Stellen Sie sich HA als eine Kette kleiner wassergefüllter Kissen vor. Einer der Gründe, warum Anwender von HA, Chondroitinsulfat und Glukosamin erst nach vielen Wochen einen Rückgang der schmerzhaften arthritischen Symptome erleben, ist Wassermangel. Da das HA-Molekül das bis zu 10.000-fache seines eigenen Volumens an Wasser binden kann, sollte die Einnahme dieser Präparate von einem erhöhten

Wasserkonsum begleitet werden, mindestens zwei Gläser pro Tag. Essen Sie Trauben, Melonen und andere wasserreiche Früchte. Viele Gesundheitsexperten empfehlen, viel Wasser zu sich zu nehmen. Deren Ratschlag resultiert jedoch meist in häufigeren Toilettenbesuchen. Der Nettogewinn liegt also bei null, da der Körper den Wasserhaushalt normalerweise sehr genau regelt. Es werden pure (ungechlorte) Wasserquellen, z. B. abgefülltes oder gefiltertes Wasser, empfohlen. Dieser bedeutende Ratschlag wurde von medizinischen Autoritäten offenbar übersehen.

Fibrosen

Dieses Buch stellt natürliche Therapien für Fibrosen (Gewebsschädigungen) vor. Taurin und Niacin (Nicotinsäure) können von Fibrosepatienten (z.B. bei Lungenfibrose) als Nahrungsergänzungsstoffe eingenommen werden.

HA und Krebstherapie

Aufgrund der eindrucksvoll demonstrierten Eigenschaft, Krebserkrankungen bei Tieren zu besiegen, ist die Anwendung von Hyaluronsäure in der Krebstherapie faszinierend. Es ist interessant, dass die meisten Krebspatienten kurz vor ihrem Tod wenig Flüssigkeitsbedarf zeigen oder dehydrieren.[1] Da der Krebs HA im Körper zerstören kann, ist dies keine Überraschung.

Nahrungsbestandteile die helfen, Hyaluronsäure zu erhalten (OPC aus Traubenkernen, IP6 Reiskleie-Extrakt, Echinacea), scheinen gleichzeitig Krebszellen absterben zu lassen.

Verschiedene HA-schützende Stoffe in der Nahrung können zudem Krebszellen schrittweise absterben lassen, ein Vorgang, den man Apoptose nennt. Erwachsene, die Krebs vorbeugen wollen oder andere, die existierende Tumore behandeln möchten, benutzen dazu am besten kurzkettige HA mit geringem Molekulargewicht in Kombination mit Metallchelaten. Somit wird die HA-Barriere um die lebenden Zellen herum aufrechterhalten. HA dient nicht nur als Schranke gegen Krebs, sondern auch gegen Infektionen.

Hyaluronidase lässt HA ihre Viskosität verlieren, wie wenn Wackelpudding zu Wasser wird. Damit können sich die Bakterien ausbreiten. Ein ähnlicher Mechanismus setzt bei der Verbreitung von Tumoren ein.[2]

Die männliche Pille

Eine andere erstaunliche Erkenntnis ist die Aussicht auf eine natürliche männliche Verhütung. Die Enthüllung, dass Hyaluronidase, das Enzym, welches HA abbaut, zur erfolgreichen Befruchtung der weiblichen Eizelle durch Spermien benötigt wird, ist aufschlussreich. Häufiger Gebrauch von Hyaluronidase-Blockern (Quercetin, Echinacea, Traubenkernextrakt, grüner Tee und andere Bioflavonoide) durch Männer und Frauen kann die Wahrscheinlichkeit einer erfolgreichen Befruchtung bedeutend senken.

Übermäßiges Riboflavin und Alterung

Eine andere Entdeckung ist der Beitrag von Riboflavin (Vitamin B2) zur menschlichen Gesundheit. Ein Übermaß kann problematisch sein. Trotzdem übersteigen viele Vitaminpillen die empfohlene Tagesdosis an Vitamin B2 um mehrere hundert Male. Forscher in Frankreich berichten, dass Riboflavinübermaß in Verbindung mit UV-Strahlung „HA schädigen und Entzündungen und beschleunigte Alterung von lichtdurchlässigen Organen und Gewebe auslösen" kann.[3] Bitte beachten Sie, dass

Vitamin B2-Überschuss den Alterungsprozess, nicht nur einzelne Krankheiten oder den Abbau von Gewebe beschleunigt. Hochdosierte Riboflavinpräparate (mehr als 10 mg) sollten vermieden werden.

Vitamin B2 und Paracetamol

Riboflavin könnte mit Leberproblemen durch den Gebrauch von Paracetamol-Schmerzmitteln in Verbindung stehen. Paracetamol (Tylenol) ist ein weit verbreitetes Schmerzmittel. Dessen Hauptnachteil ist eine mögliche Vergiftung der Leber, was eine Transplantation erfordert oder sogar tödlich enden kann. In den USA treten jährlich über 70.000 Fälle von Paracetamol-Vergiftungen auf. Nagetiere zeigten bei komplett riboflavinfreier Ernährung vollkommenen Schutz gegen eine solche Vergiftung.[4] Die Kombination von hochdosierten Vitamin B2-Mengen mit Paracetamol kann schlimme Folgen haben. Ein solcher Fall tritt beispielsweise bei Menschen, die starke Vitamin B-Pillen einnehmen, auf.

HA-Überschuss

Über HA-Zusätze in der Ernährung ist einiges bekannt. Das trifft besonders ab dem 60. Lebensjahr zu, wenn sich das Alter durch steife Gelenke, runzlige Haut und einen getrübten Blick bemerkbar macht.[5] HA sammelt sich in Gewebe, das Heilungsprozessen unterliegt. Es ist unwahrscheinlich, dass orale HA-Präparate mit geringem Molekulargewicht diese lokalen Prozesse negativ beeinflussen. Tausende von Patienten nehmen orale Hyaluronsäure nun schon seit Jahren sicher ein.

Bienengift-Therapie

Das Gift von Insekten, Fischen oder Schlangen enthält Hyaluronidase, das Enzym, welches HA zersetzt. Gift kann hilfreich oder gefährlich sein.

Bei den Chinesen wurde es zur Behandlung gesundheitlicher Probleme benutzt. Die Nachrichtensendung einer britischen Rundfunkanstalt erzählt die Geschichte von Joe de Casa, einem 61-jährigen Mann mit Entzündungen der Daumengelenke. Er wurde während der Gartenarbeit von einer Kreuzotter in die Hand gebissen. Danach verschwanden die Symptome seiner Arthritis in dieser gebissenen Hand für ein paar Wochen.[6] Ein anderer Bericht zeigt, dass Patienten, die bei einer Akupunktur zusätzlich mit Bienengift behandelt werden, einen größeren Schmerznachlass als ohne Gift erleben.[7] Weitere Studien bestätigen den Nutzen von Bienengift, besonders bei rheumatoider Arthritis.[8] Es wird vermutet, dass es die Produktion von Cortisol, einem natürlichen Steroidhormon, anregt. Steroid-Präparate werden zur Behandlung von Arthritis eingesetzt.

Auf der anderen Seite existiert eine Untersuchung von Imkern, von denen mehr als die Hälfte in den Händen arthritische Vorfälle durch Bienenstiche melden. Vielleicht ist eine kleine Giftmenge wünschenswert, eine größere aber gefährlich.[9]

Bienengift-Therapien werden oft als medizinischer Unsinn abgestempelt. Einige Firmen verkaufen Bienengiftsalben und -pillen, von denen behauptet wird, dass sie die Produktion von Cortisol einem Steroid der Nebenniere, erhöhen. Steroide werden bei Arthritis zur Schmerzreduzierung und Entzündungshemmung eingesetzt. Möglicherweise stimuliert das Gift Steroide, die Schmerzen und Entzündungen verhindern. Durch seinen Hyaluronidase-Gehalt würde es sich für die Behandlung von

Lymphödemen (geschwollene Beine; meist im Zusammenhang mit Krebstherapien) und morgendlich steifen Gelenken durch rheumatoide Arthritis eignen.

Das Ausschalten von Hyaluronidase könnte ebenfalls hilfreich sein. Echinacea ist beispielsweise ein Kraut, welches traditionell zur Versorgung bei Schlangenbissen eingesetzt wurde. Es verhindert die Verbreitung des Giftes durch Blockieren des Hyaluronidase-Enzyms. Zusammen mit einem Gummisauger zur Giftentfernung, sollte jedes Schlangenbiss-Set Echinacea-Pillen zur sofortigen Einnahme nach einem Biss enthalten.

HA: eventuelle Nebenwirkungen

Bei der Einnahme oraler HA-Präparate können möglicherweise Nebenwirkungen auftreten. Größere Mengen HA, die bei Heilungsprozessen anfallen, binden Wasser und können daher zu Schwellungen führen.[10] Zum Beispiel kann zerlegte HA die Lymphflüssigkeit verdicken und ein Lymphödem (geschwollene Beine) verursachen. Gleichzeitig sollten HA-Präparate nicht von Personen mit verstopften oder verengten Gallengängen (Cholangitis) eingenommen werden, da Hyaluronsäure Flüssigkeiten wie die Galle verdicken kann. HA erhöht die Viskosität des Blutes und der Lymphe. Chondroitinsulfat steigert die Viskosität von HA, obwohl es selbst nicht sehr zähflüssig ist.[11] Theoretisch ist es möglich, dass oral verabreichte HA die Zähflüssigkeit des Blutes und somit den Blutdruck erhöht, besonders bei Dehydrierung. Trotzdem wird bei rheumatoider Arthritis und anderen Krankheiten übermäßig viel HA in den Blutkreisauflauf gegeben. Auswirkungen auf den Blutdruck wurden keine beobachtet.

Ihre Zukunft

Die Hyaluronsäure-Revolution hat begonnen. Vielleicht ist dies das erste Mal, dass sie davon hören. Oral eingenommene HA-Präparate werden eines Tages der Renner sein. Die moderne Medizin irrt sich, wenn sie Injektionen bevorzugt. Nun kann für Sie die Zeit kommen, in der Sie das Wunder von oraler Hyaluronsäure entdecken: Dies ist der Stoff, der Ihre Alterung rückgängig macht.

Bibliographie

1 Annals Oncology, 1999, 10, S. 1255-1258.

2 Am Journal Veterinary Research, 1989, Jg.50, S. 2060-2063.

3 Free Radical Biology Medicine, 1997, 22, S. 1139-1144.

4 Drug Nutrient Interactions, 1983, 2, S. 183-191.

5 Journal Internal Medicine, 1997, Jg.242, S. 49-55.

6 BBC News, May 5, 2002.

7 American Journal Chinese Medicine, 2001, Jg.29, S.187-99.

8 Acupuncture Electrotherapy Research, 2001, 26, S. 59-68. Pain, 2001, 90, S.271-280.

9 Journal Rheumatology, 1999, Jg.26, S.2684-2690.

10 Journal Biological Chemistry, 2002, Jg.277, S. 4593-4596.

11 Biochim Biopohys Acta, 1998, 1380, S. 1-9.